Der Muskelrheumatismus

(Myalgie)

auf Grund eigener Beobachtungen
und Untersuchungen gemeinverständlich dargestellt

von

Prof. Dr. Adolf Schmidt

Geh. Med.-Rat, Direktor der medizin. Universitäts-Klinik
in Bonn

Mit 14 Abbildungen im Text und auf 9 Tafeln

Bonn 1918

A. MARCUS & E. WEBERS VERLAG

Dr. iur. Albert Ahn

Druck: Otto Wigand'sche Buchdruckerei G. m. b. H., Leipzig.

Meinem hochverehrten Lehrer

Herrn Geh. Obermedizinalrat
Prof. Dr. Fr. Schultze

zum 70. Geburtstage

in Dankbarkeit zugeeignet.

Inhalt.

Vorwort.

Im Vergleich mit seiner überaus großen Verbreitung unter allen Rassen und Bevölkerungsklassen ist das gewöhnlich als Muskelrheumatismus bezeichnete Leiden, dem diese Abhandlung gewidmet ist, bisher von der wissenschaftlichen Medizin sehr stiefmütterlich behandelt worden. In der deutschen Literatur hat die erste zusammenfassende Darstellung Lorenz (Graz) im Nothnagelschen Handbuch 1904 geliefert, eine kritische Sichtung des bis dahin Bekannten, deren einziges positives Ergebnis die Schaffung einer neuen, übrigens durchaus richtigen Benennung des Leidens ist: Myalgie („Muskelschmerzhaftigkeit") an Stelle des aus dem Altertum stammenden, auf falschen, teilweise mystischen Vorstellungen basierenden „Muskelrheumatismus" (Rheuma = Fluß). Seitdem sind wohl bei uns und im Auslande vereinzelte Beobachtungen und Meinungsäußerungen über das Wesen der Krankheit von praktischen Ärzten und klinischen Forschern mitgeteilt worden, und manche treffende Bemerkung findet sich in den entsprechenden Abschnitten der Lehr- und Handbücher: einen Fortschritt in der Erkenntnis und vor allem in der Behandlung des Leidens, der uns von den überlieferten, verschwommenen Ansichten befreit hätte, haben sie nicht gebracht.

So mußte es geschehen, daß die mit dem Übel Behafteten, wenn sie bei ihren Doktoren ungenügendem Interesse für ihre Klagen begegneten, sich immer häufiger den Laienärzten und dem Heilpersonal in die Arme warfen, die sich mit bestimmten althergebrachten Behandlungsmethoden des Leidens befaßten, in erster Linie den Masseuren, weiterhin den Wasser- und Luftheilkundigen, den sogenannten Naturärzten. Erst von ihnen haben dann wieder einzelne Ärzte in größeren Städten und in den Rheumatismus-Badeorten die spezialistische Behandlung übernommen und sie wissenschaftlich zu begründen und auszubauen versucht.

Wer heute über das Wesen des Muskelrheumatismus sich orientieren will, muß die nicht immer von rein wissenschaftlichem Geiste durchwehten Aufsätze und Schriften der Massagespezialisten, der Wasser- und Badeheilkundigen studieren; er wird auch nicht umhin können, sich mit ihrer angeblich „unfehlbaren“ Technik vertraut zu machen. Der Patient, den sie von seinen Schmerzen befreit haben, vertraut ihren Worten mit Recht mehr, als den mit Achselzucken begleiteten Auseinandersetzungen der Professoren, die sich begnügen, das Leiden konstatiert und irgendeinen neuen Weg zur Behandlung — sei es das Radium, sei es die Diathermie oder das Bergoniéverfahren — vorgeschlagen zu haben.

Um gerecht zu sein — die wissenschaftliche Medizin hat die Myalgie nicht deswegen vernachlässigt, weil sie ihr nicht interessant genug war, sondern weil die Richtung der Forschung in den letzten Jahrzehnten Wege eingeschlagen hat, bei denen sie, wenn ich so sagen soll, gerade umgangen worden ist. Auf der einen Seite die Stoffwechselkrankheiten, und unter ihnen in der jüngsten Zeit ganz besonders die Gicht, durch deren Erkenntnis man vergeblich auch des rätselhaften Rheumatismus habhaft zu werden hoffte; auf der anderen Seite die Nervenkrankheiten, deren greifbare Ergebnisse naturgemäß die Geister mehr fesselten als die schwer faßbaren, aller positiven Zeichen baren Schmerzen der Myalgiker. Dazu kommen als letzte Reste der mittelalterlichen Medizin zwei Worte oder wenn man will Probleme, ohne deren klare Lösung, die aber noch in weiter Ferne liegt, auch die Myalgie schwerlich restlos wird aufgeklärt werden können: Der Rheumatismus im weiteren Sinne und die Erkältung.

Der Umstand, daß ich selbst seit meiner Jugend unter häufig wiederkehrenden Attacken des Übels zu leiden habe, die zwar nicht meine Arbeitsfähigkeit, wohl aber oft erheblich die Lebensfreudigkeit beeinträchtigt haben, war für mich die Veranlassung, mich eingehend mit ihm zu befassen. Seit Beginn meiner ärztlichen Laufbahn habe ich es niemals aus den Augen gelassen. Aber einerseits die Gefahren der

Selbsttäuschung und andererseits die Schwierigkeiten, welche sich der genauen Beobachtung geeigneter anderer Fälle entgegenstellten, ließen die Ergebnisse meiner Studien nur langsam reifen. So bin ich erst verhältnismäßig spät dazu gekommen, meine Ansicht über die Natur des Leidens in verschiedenen Aufsätzen zu veröffentlichen, die kurz gesagt darin gipfelt, daß es sich nicht, wie bisher angenommen wurde, um eine lokale entzündliche Erkrankung der Muskeln, sondern um einen vornehmlich durch Giftstoffe (Toxine) verursachten Reizzustand (Neuralgie) der Empfindungsnerven der Muskeln, Knochen und der übrigen unter der Haut gelegenen Gebilde handelt. Diese meine Auffassung hat seitens der wissenschaftlichen Autoritäten bisher nur Zustimmung, seitens der Massagespezialisten dagegen lebhaften Widerspruch erfahren. Darüber werde ich mich mit ihnen im Laufe der Darstellung auseinanderzusetzen haben. Hier möge nur kurz darauf hingewiesen werden, daß eine derartig veränderte Auffassung von dem Wesen der Krankheit natürlich auch auf die Behandlungsweise reflektieren muß.

Daß ich mich entschlossen habe, meine Beobachtungen und Untersuchungen, die doch den Charakter einer wissenschaftlichen Abhandlung nicht verleugnen können, allgemeinverständlich darzustellen, so daß sie wenigstens in ihren Grundzügen auch von dem gebildeten Laien gelesen und verstanden werden können, bedarf einiger Worte der Begründung. Maßgebend dafür war vor allem die Erwägung, daß sie in dieser Form, wie ich hoffe, eher den mit dem Übel behafteten Patienten zum Nutzen gereichen werden, als wenn sie erst eine Anzahl Jahre in den Bibliotheken der wissenschaftlichen Institute, größtenteils ungelesen, der Wiederentdeckung geharrt haben. Aber auch abgesehen davon bin ich der Meinung, daß die wissenschaftliche Medizin, wo es ohne Gefahr für das Publikum geschehen kann, sich mehr als bisher einer allgemeinverständlichen Darstellungsweise bedienen sollte. Es steckt noch so viel Aberglaube, so viel Mystik und Torheit in der praktischen Heilkunde, daß Aufklärung dringend notwendig ist. Unser Volk ist genügend gebildet und reif, auch für die ärztliche Aufklärung. Der Krieg hat in dieser Beziehung schon viel vorgearbeitet; verfolgen wir seine Lehren weiter! Der Muskelrheumatismus ist glücklicherweise eine Krankheit, die nicht zum Tode und nur ganz selten zum dauernden Siechtum führt, und ihre Behandlungsmethoden bergen keine nennenswerten Gefahren in sich. So ist kein Grund vorhanden, warum nicht der Laie Einblick in unser Wissen und Nichtwissen auf diesem Gebiete tun soll. Indem ich die rein theoretischen und polemischen Abschnitte durch Kleindruck kennzeichne, gebe ich ihm Gelegenheit, sich auf die Lektüre des praktisch Wissenswerten zu beschränken.

Bonn, Juni 1918.

Ad. Schmidt.

I. Allgemeine Schilderung der Krankheit.

Der myalgische Schmerz. Seine Eigenschaften.

Die Myalgie befällt den Menschen manchmal plötzlich bei voller Gesundheit, um nach einer gewissen Zeit des Bestehens wieder spurlos zu verschwinden; oder sie begleitet ihn — und das ist der häufigste Modus — in der Form periodischer, in unregelmäßigen Zwischenräumen sich wiederholender Rückfälle durch einen großen Abschnitt seines Lebens; oder sie geht aus dieser Form schließlich in einen Dauerzustand mit gelegentlichen Verschlimmerungen und Besserungen über. Diese verschiedenen, auch bei anderen Leiden sich ausprägenden, aber natürlich nicht scharf voneinander trennbaren Verlaufsformen bezeichnet man als akute, rezidivierende und chronische Myalgie.

Das hervorstechende Symptom der Krankheit, dasjenige, auf dem sich die meisten anderen aufbauen, und nach dem sie deshalb auch benannt wird, ist der Schmerz, dessen Intensität im ganzen und großen um so stärker ist, je plötzlicher das Leiden einsetzt und je akuter es sich abspielt. Bei der akuten Lendenmyalgie beispielsweise (Lumbago oder Hexenschuß) kann er die höchsten Grade erreichen. Die Stärke eines Schmerzes zu messen, ist bekanntlich nicht möglich, denn sie hängt außer von der Art und Intensität des Leidens von dem Grad der Schmerzempfindlichkeit und der Widerstandsfähigkeit gegen Schmerzen ab, die individuell außerordentlich verschieden entwickelt sind. Aber aus langjähriger Beobachtung vieler Tausender von Kranken kann sich der Arzt schon ein Urteil über die durchschnittliche Schmerzhaftigkeit der häufigeren Krankheitszustände bilden. Und da muß man sagen, daß gewisse myalgische

Anfälle mit den neuralgischen Gesichtsschmerzen und ähnlichen äußerst schmerzhaften Zuständen wohl konkurrieren können. Aber natürlich nur ein beschränkter Teil, die Mehrzahl der Fälle, besonders die chronischen Formen, verlaufen wesentlich milder und verursachen unter Umständen dem Patienten nur ein mehr oder minder starkes Unbehagen.

Die Art des Schmerzes wird von den Kranken meistens als reißend oder ziehend (herumziehend), in leichteren Fällen als dumpfer Druck charakterisiert. Daher denn auch die Bezeichnungen: Gliederreißen, Rheuma (Fließen, Herumziehen) usw. Natürlich hört man gelegentlich auch über schießende, stechende, bohrende Schmerzen klagen, und phantasievolle Patienten können sich manchmal in der Schilderung der Schmerzdetails nicht genug tun. Wir Ärzte geben auf diese Details, welche den Patienten selbst oft als Unterlage kühner Kombinationen über den Sitz und die Natur des Leidens dienen, nicht viel, wissen wir doch, daß gerade in diesem Punkte die Selbstbeobachtung meist unzuverlässig ist. Soviel ist aber doch sicher, daß die Schmerzen häufig von ihrem Entstehungspunkte aus sich in einer bestimmten Richtung ausbreiten, ausstrahlen.

Der Schmerz hält sich niemals längere Zeit auf gleicher Höhe, er wechselt innerhalb ganz kurzer Zeiträume zwischen den größten Extremen. Ja, er besteht in den meisten Fällen überhaupt nur aus sich wiederholenden kurzdauernden Stößen, zwischen denen vollständige oder doch fast vollständige Schmerzlosigkeit besteht. Wenn der Kranke die richtige Lage seines schmerzhaften Körperteiles gefunden hat, dazu womöglich eine weiche, wärmende Umhüllung, so fühlt er oft nichts, bis eine unwillkürliche Bewegung oder auch ein unbekanntes Etwas den Schmerz wieder hervorruft. Wie der Hexenschuß mit einem plötzlichen stärksten Schmerz, unter dem der Befallene fast zusammenbricht, anfängt, so kann nach seinem Abklingen zunächst eine vollständige Pause vorhanden sein, so daß der Befallene glaubt, sich nur durch eine falsche Bewegung „verhoben", „verzerrt", „verknackt" zu haben, bis ihn nach ganz kurzer Zeit ein neuer heftiger Schmerzstoß eines Besseren belehrt. In dem chronischen Stadium sind diese Schwankungen zwischen den Extremen meist nicht so deutlich oder überhaupt nicht ausgeprägt, sie können auch bei den akuten und rezidivierenden Formen undeutlich bleiben.

Der Schmerz ähnelt dann außerordentlich den Muskelschmerzen, die nach Überanstrengung und ungewohnten Bewegungen (Turnen, Reiten) oder nach längerem Beklopfen der Muskeln auftreten. Es ist auch nicht richtig, wie vielfach behauptet wird, daß bei der akuten Myalgie in den Pausen, die der Kranke durch größte Körperruhe zu verlängern trachtet, der Schmerz immer vollständig verschwindet. Ich habe an mir selbst und bei anderen wiederholt festgestellt, daß auch dann ein dumpfer, keineswegs geringfügiger Schmerz zurückbleibt, der den Schlaf vertreibt und zu immer neuen Lagewechselversuchen führt, die dann ihrerseits wieder heftigere Schmerzstöße hervorrufen.

Die Bewegung der befallenen Teile löst die Schmerzstöße aus. Diese alte Erfahrung, die jeder Kranke neu bestätigt, veranlaßt empfindliche Kranke sich ins Bett zu legen und jegliche Bewegung zu vermeiden. Sie erklären sich für vollständig unfähig aufzustehen und glauben sich von einem schweren Leiden befallen. Andere, z. B. mit Schultermyalgie Behaftete, tragen den betroffenen Arm in einer Binde und erklären ihn für „gelähmt". Wieder andere, und derer gibt es viele, glauben, daß eine ganz bestimmte Bewegung jedesmal den Schmerz hervorruft und suchen nun diese zu vermeiden, woraus sich eigentümliche Haltungen und Gangarten ergeben. Ist der Schmerz plötzlich während der fraglichen Bewegung eingetreten, so sind sie nun noch mehr überzeugt, daß sie sich „verknackt" haben müssen. Eines ist so falsch wie das andere. Die genauere Beobachtung lehrt, daß es durchaus nicht immer extreme Gliederstellungen oder forcierte Muskelanstrengungen sind (also solche, die allenfalls zu einer Muskel-, Sehnen- oder Gelenkzerrung führen könnten), bei denen der erste Schmerzstoß auftritt, sondern meist ganz einfache, gewohnte Bewegungen, und daß höchstens in dem Augenblicke, wo der Schmerz auftrat, der Kranke eine etwas forcierte Abwehrbewegung gemacht hat. Ferner, daß es nicht immer genau dieselbe Bewegung ist, welche jedesmal den Schmerz auslöst, sondern verschiedenartige, und daß es deshalb auch nicht möglich ist, seine Wiederkehr zu vermeiden. Endlich, daß eine wirkliche Lähmung oder auch nur eine Unfähigkeit, das betreffende Glied zu bewegen und zu gebrauchen, nicht mit den Schmerzen verbunden ist, daß es sich vielmehr nur um eine Schmerzhemmung handelt, die jeder überwinden kann, der sich nicht vor dem Schmerz fürchtet. Ich werde auf diese verschiedenen Punkte noch zurückzukommen haben.

Nächst der Bewegung steigert die Ermüdung die Schmerzen. Bleibt der Kranke trotz seiner Myalgie in Bewegung, so pflegen die Schmerzen gegen Abend sich zu verstärken, so daß er froh ist, endlich zum Liegen zu kommen. Dabei mag eine gewisse allgemeine Mattigkeit, welche akute Anfälle des Leidens zu begleiten pflegt (s. u.), mitspielen. Wurde die Nacht ruhig verbracht, so ist allerdings bei den ersten morgendlichen Bewegungen der Schmerz meist zunächst eher wieder stärker als am Abend vorher, wo er statt dessen dauerhafter geworden war. Bald aber, wenn der Kranke einige Zeit in Bewegung war, gleicht sich das wieder aus: wie die Ermüdungsschwere gesunder Glieder und der sogenannte Turnschmerz nachzulassen pflegen, wenn die „steifen" Glieder erst wieder etwas bewegt worden sind, so ist mäßige Bewegung auch dem myalgischen Schmerz manchmal günstig. Bei alten Myalgikern äußert sich das in einer gewissen Körperunruhe; sie verlangen nach Bewegung, wenn sie längere Zeit gesessen und gelegen haben, und umgekehrt, wenn die anfängliche Erleichterung der Bewegungen vorüber ist, wieder nach Ruhe. Auch der gesunde Mensch sucht unwillkürlich eine gewisse Abwechselung zwischen Muskelruhe und Bewegung, aber er kann sie ohne Beschwerden unterdrücken (Quincke).

Von sehr erheblichem Einfluß auf die Stärke der Schmerzen ist meistens auch die Temperatur: Kälte steigert und Wärme lindert sie. Daher das instinktive Bestreben der Myalgiker, die betroffenen Teile warm zu halten, Kälte dagegen, zumal feuchte Kälte und bewegte kalte Luft (Zug), zu vermeiden. Wollene Kissen und Decken, gestricktes warmes Unterzeug, Schals, Katzenfelle, hautreizende und dadurch Wärmegefühl erzeugende Pflaster, Windstille und Sonnenschein sind ihre Freunde; Nebel, Wind, Regen und Schnee, offene Fenster, nasse Füße, kühle Luft, zumal wenn sie ein wenig in Schweiß geraten sind, ihre Feinde. Und diesen Feinden gehen sie mit einer für gesunde Menschen unverständlichen und lächerlichen Besorgtheit aus dem Wege. Sie bilden das Gros der Nörgler auf der Eisenbahn, die jedes offene Fenster schließen, jeden frischen Luftzug verstopfen. Die chronischen Myalgiker stellen auch nebst den chronischen Arthritikern (Gelenkkranken) das größte Kontingent der sogenannten „Wetterfühler", die aus der Verstärkung ihrer Schmerzen das Herannahen eines Wetterumschlages, meist zum Schlechteren, voraussagen können. Daß diese Vorhersage keine Mystifikation ist, sondern tatsächlich sehr oft das Richtige trifft, hat Miller nachgewiesen. Vermutlich handelt es sich um radioaktive und ähnliche physikalische Einflüsse der Luft auf den Krankheitsprozeß. Näheres darüber ist noch nicht bekannt (Slawick).

Es ist übrigens zu bemerken, daß die Kälteempfindlichkeit nicht bei allen Myalgikern gleich stark in die Erscheinung tritt. Viel spricht dabei auch die falsche Vorstellung mit, daß Kälte und Nässe, welche die Schmerzen vorübergehend steigern, sie hervorrufen, daß sie die Ursache des ganzen Leiden seien. Wie diejenigen, bei denen der erste heftige Schmerz während einer raschen Bewegung sich zeigte, von dem Gedanken nicht loskommen können, daß diese Bewegung die Ursache war (Verzerrung), so schwören die kälteempfindlichen Myalgiker, daß sie sich ihr Leiden durch ungünstige Temperatur- und Klimaeinflüsse zugezogen haben. Das kann man von alten Seeleuten, von Lokomotivführern, von Landarbeitern, von Wäscherinnen, heute auch von unseren Feldgrauen, die den Winter hindurch in den nassen Schützengräben zubringen mußten, alle Tage hören. Ich will hier gleich bemerken, daß auch sehr ernste Gelehrte (z. B. Goldscheider) bei einem Teil der Fälle Kälteeinflüsse als Ursache der Myalgie anerkennen, während sie nach meiner Auffassung nur als schmerzsteigerndes oder allenfalls schmerzauslösendes Moment bei bereits vorhandener Krankheit in Betracht kommen. Ich komme darauf ausführlicher zurück.

Ein letztes die Schmerzen beeinflussendes Moment, Druck auf die betroffenen Teile, bedarf noch der Besprechung. Es ist für die Ärzte und den Masseur meist das einzige Mittel, um den Sitz der Erkrankung festzustellen. Aber dieses Mitel ist unsicher, denn ebenso wie die anderen besprochenen Faktoren, ist auch die Druckschmerzhaftigkeit keine ganz konstante Erscheinung des Leidens. Sie ist ferner, wo sie vorhanden ist, kein zuverlässiger Wegweiser für die Erkennung des Sitzes, weil ihre Stelle wechselt, so daß der Kranke selbst oft genug den Ort, wo noch eben der Schmerz zuckte, beim Drücken nicht wieder auffinden kann. Vielfach ist es, wie wir noch sehen werden, auch gar nicht eine umschriebene Stelle, an der der Schmerz haftet, sondern ein mehr oder weniger ausgebreiteter Bezirk, in dem er bald hier, bald dort sich meldet, manchmal so in der Tiefe liegend, daß er durch äußeren Druck nicht erreicht wird, nur verhältnismäßig selten dem tastenden Finger stets wieder an derselben Stelle zugänglich.

Dazu kommt, daß auch der Gesunde gegen energischen Tiefendruck, zumal wenn damit seitliche Bewegung, wie bei der Massage, verknüpft ist, an zahlreichen Punkten des Körpers empfindlich, nicht selten so empfindlich ist, daß er mit einem lauten „Au“ auf alle weiteren Betastungen verzichtet. Ja, ich gehe so weit, zu behaupten, daß die Kunst gewisser Masseure, verborgene „rheumatische Knoten“ aufzufinden, in dem unbewußten Aufsuchen derartiger, schon normalerweise druckempfindlichen Stellen besteht. Den Beweis dafür bringe ich später. Endlich haben wir Ärzte es leider sehr oft mit Rentenempfängern und Drückebergern zu tun, die ihre Beschwerden schlimmer erscheinen lassen wollen, als sie wirklich sind, und deren Angaben deshalb unzuverlässig sind. Trotz aller dieser Täuschungsmöglichkeiten ist nicht daran zu zweifeln, daß die myalgischen Schmerzen im allgemeinen durch Druck gesteigert werden. Deshalb vermeidet der Patient harte Stühle und Betten — besonders gefürchtet ist das Sitzen auf einem kalten Stein — und trägt nicht gern schwere Gegenstände. Statt dessen sammelt er die verschiedensten Kissen, von denen er womöglich eines stets mit sich herumträgt. Er ist ein dankbares Objekt für Geburtstagsgeschenke dieser Art.

Ausbreitung und Sitz des myalgischen Schmerzes.

Die flächenhafte Ausbreitung der Myalgie am Körper ist beim akuten Anfall meist weniger ausgedehnt als bei den chronischen Formen, so daß wir bestimmte Bezirke, die mit Vorliebe befallen werden, geradezu als selbständige Krankheitsbilder akuter Myalgie abgrenzen können. Der Häufigkeit nach steht an erster Stelle der Rumpf, speziell der schon mehrfach erwähnte Hexenschuß (Lumbago, Lumbalmyalgie), bei der der unterste Teil des Rückens mit den obersten Partien des Gesäßes in einer allerdings durchaus nicht immer gleichen Verteilung betroffen ist. Demnächst folgen die übrigen Abschnitte des Rückens bis hinauf zu den Schulterblättern und zum Nacken, die unter Umständen jeder für sich gesondert erkrankt sein können, weiterhin die Schultern (Omalgie), die Brust, der Bauch, Kopf, Oberschenkel, Oberarm und an letzter Stelle der Unterarm und Unterschenkel. Jedenfalls ist der Rumpf, speziell der Rücken, gegenüber den Gliedmaßen ganz erheblich bevorzugt. Dabei ist die Verteilung am Rumpfe zwar gewöhnlich, aber durchaus nicht regelmäßig derart, daß beide Körperhälften betroffen sind, während an den Gliedern einseitige Erkrankung die Regel bildet. Es braucht sich der Schmerz aber nicht auf einen der genannten Abschnitte zu beschränken, er kann mehrere zugleich und in verschiedener Stärke ergreifen, vor allem aber kann er, wie gleich noch näher zu besprechen sein wird, von dem einen zum anderen Ort hinüberspringen oder herumziehen. Bei den rezidivierenden Formen ist dieser Wechsel manchmal sehr ausgeprägt, und der sorgfältige Beobachter kann konstatieren, daß die Schmerzen, auch wenn sie an derselben Stelle wie früher aufgetreten sind, doch oft einen verschiedenen Sitz und Verlauf haben. Unter den chronischen Fällen findet man übrigens nicht wenige, wo schließlich mehr oder weniger die ganze Körperoberfläche empfindlich ist, so daß eine Abgrenzung nach Bezirken überhaupt nicht mehr möglich ist. Um über die Häufigkeit, mit der die verschiedenen Körperstellen sich am myalgischen Prozeß beteiligen, möglichste Klarheit zu gewinnen, habe ich eine Statistik sämtlicher innerhalb eines Zeitraumes von 3 Jahren durch meine Hände gegangenen Privat- und Hospitalkranken, einschließlich der in den Lazaretten des stellvertretenden 4. Armeekorps beobachteten Soldaten angefertigt, welche folgendes ergeben hat.

Unter 150 Fällen von Myalgie war die Muskulatur des Rückens und Bauches 84mal, die der Gesäß- und Lendengegend 63mal, die Nackengegend 41mal, die Schultergegend 36mal, und der Brustkorb 26mal beteiligt. Beine und Arme (mit Hüften und Schultern) waren 72 resp. 46mal betroffen.

Bei den genauer von mir selbst untersuchten Kranken habe ich weiterhin die spontan und auf Druck schmerzhaften Stellen möglichst genau aufgesucht und schematisch aufgezeichnet. Denkt man sich die einzelnen Schemata übereinander gelegt, so daß dort, wo die häufigsten Schraffierungen aufeinander treffen, die schärfste Markierung entsteht, so resultiert folgendes Bild (Fig. 1).

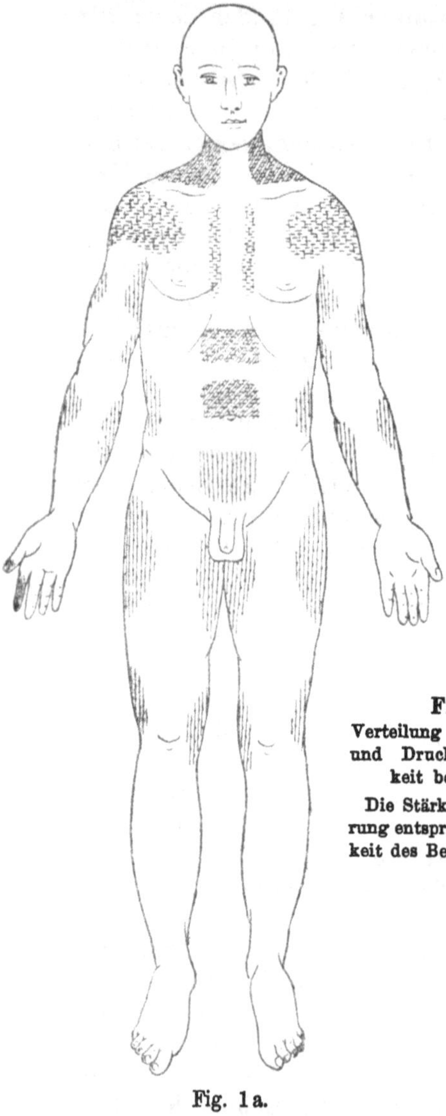

Fig. 1a.

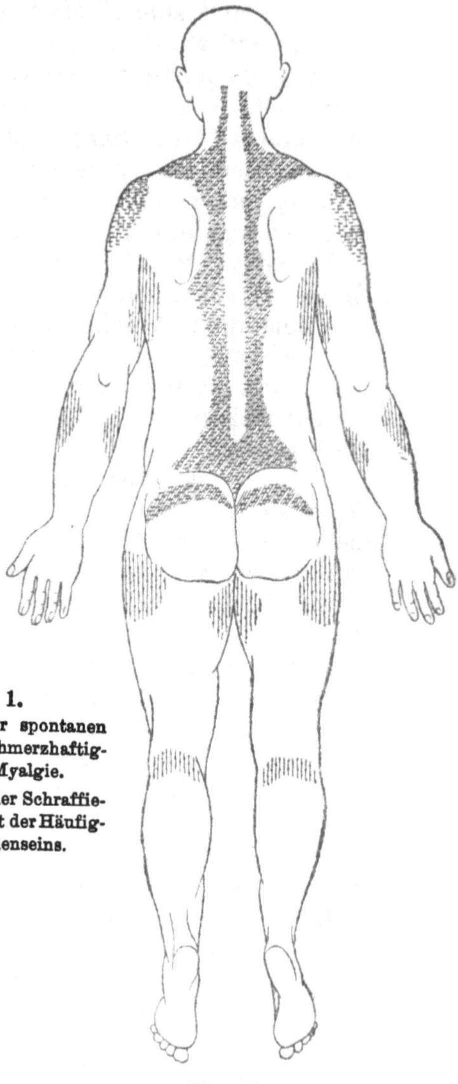

Fig. 1b.

Fig. 1.
Verteilung der spontanen und Druckschmerzhaftigkeit bei Myalgie.
Die Stärke der Schraffierung entspricht der Häufigkeit des Befallenseins.

Es zeigt, daß doch eine gewisse Gesetzmäßigkeit in der Ausbreitung der Schmerzen vorhanden ist, über deren Bedeutung wir erst dann Klarheit gewinnen, wenn wir ver-

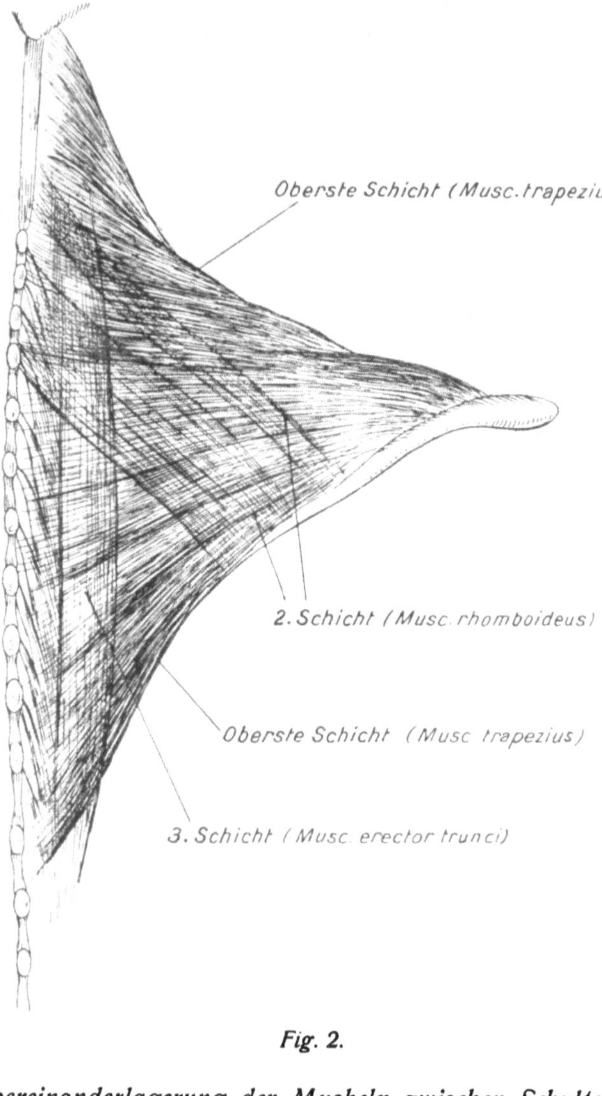

Fig. 2.

Übereinanderlagerung der Muskeln zwischen Schulterblatt und Wirbelsäule.

A. Marcus & E. Weber's Verlag in Bonn.

suchen, uns über die Organe und Gewebe Rechenschaft zu geben, an denen sie haften.

Der myalgische Schmerz ist ein ausgesprochener Tiefenschmerz. Die Haut ist, wie man sich jederzeit leicht überzeugen kann, daran fast immer — ich sage mit Absicht fast immer, weil es Ausnahmen gibt — unbeteiligt. Ob man mit dem Finger sanft hinüber streicht, oder sie mit der Nadelspitze berührt, ob man warme oder kalte Gegenstände daran bringt, die Hautempfindung ist dieselbe wie beim gesunden Menschen, es fehlt durchaus das Kribbeln oder Taubheitsgefühl, das jedem von dem „eingeschlafenen Bein" her bekannt ist, es fehlt auch das schmerzhafte Brennen, wie beim Sonnenbrand oder bei Entzündungen. Der eigentliche Sitz der Schmerzen sind in erster Linie die unter der Haut gelegenen Muskeln. Drückt man sie oder bewegt man sie, so schmerzen sie, hält man sie ruhig und schützt sie vor Druck, so läßt der Schmerz nach. Diese uralte Erfahrung hat ja auch die Namensgebung veranlaßt. Schwieriger zu beantworten sind die Fragen, welche speziellen Muskeln beziehungsweise Muskelabschnitte im einzelnen Falle betroffen sind, und ob es wirklich allein die Muskeln sind, welche schmerzen?

Hinsichtlich der ersten Frage sollte man meinen, daß die Lösung höchst einfach sein müßte. Man braucht ja nur einen anatomischen Atlas zu nehmen und die Schmerzstellen auf die nach Entfernung der Haut zutage tretende Muskelschicht zu übertragen. Aber dabei zeigt sich, daß dem einzelnen Schmerzpunkt nicht jedesmal auch ein bestimmter Muskel entspricht. Die Muskeln überlagern sich an den meisten Körperstellen in verschiedenen Schichten, deren Fasern sich oft kreuzen. Welcher ist nun der betroffene? Ich gebe hier eine Skizze aus der oft befallenen Gegend zwischen den Schulterblättern, die die Schwierigkeiten illustriert (Fig. 2, Taf. I). Ja, wenn man bei unseren Patienten die Muskeln schichtweise präparieren und jeden einzelnen auf seine Schmerzhaftigkeit prüfen könnte! Durch die Haut hindurch die einzelnen Muskeln, namentlich die tiefer gelegenen, abzufühlen, geht vielleicht ausnahmsweise an sogenannten Modellfiguren, bei der Mehrzahl unserer Patienten aber nicht. Auch darüber vermag der Kranke meist keine sicheren Angaben zu machen, wie tief unter der Oberfläche der Schmerz entspringt. In dem einen oder anderen

Fall kann man wohl seine häufige Frage: Was liegt an dieser Stelle? beantworten, z. B., wenn es sich um die Gesäßmuskeln, den dreieckförmigen Schultermuskel (musc. deltoides), den großen Brustmuskel (musc. pectoralis major), den trapezförmigen Muskel (musc. trapecius) und andere große, oberflächlich gelegene Muskeln handelt. Aber meistens bleibt doch, wenn man die Sache genauer erwägt, ein Fragezeichen bestehen.

Wo es gelingt, läßt sich konstatieren, daß es nicht so sehr die Muskelbäuche, die Mitte der großen Muskeln, sind, welche schmerzen, als vielmehr ihre Endpunkte, die Ansätze an den Knochen. Das geht schon aus der Figur 1 (S. 8) hervor und findet sich bei genauerer Betastung immer wieder bestätigt. Diese Erfahrung ist, wie wir noch sehen werden, für die Theorie des Leidens von Bedeutung. Ich führe deshalb als Beispiel noch einmal den großen Brustmuskel an, an dem die Erscheinung meist deutlich ausgesprochen ist (vgl. Fig. 3, Taf. II).

Sind wirklich die Muskeln resp. ihre Sehnenansätze die allein befallenen Teile? Darauf ist mit nein zu antworten. Zwar ist es zutreffend, daß die Muskeln mit ihren Sehnenansätzen in der Mehrzahl der Fälle ausschließlich oder doch ganz vorwiegend affiziert sind, aber es gibt sicher auch solche, wo die Knochen daneben, ja wo diese am stärksten schmerzen. Am ehesten läßt sich das an oberflächlich liegenden platten Knochen, am Kreuzbein, am Brustbein, manchmal auch an den Schulterblättern zeigen, die dann schon auf leisen Druck lebhaft schmerzen. Es gibt Fälle von Lendenschmerz, wo überhaupt nur die Knochen und nicht die Muskeln wehtun (Fr. Schultze).

An der Wirbelsäule liegen die Verhältnisse schwieriger, da hier die Gelenke und die austretenden Nervenwurzeln Knochen- und selbst Muskelschmerzen vortäuschen können (s. u.). Ich halte es allerdings nicht für ausgeschlossen, daß auch die sogenannten Gelenkneuralgien, Schmerzen in einzelnen Gelenken ohne nachweisbare Veränderungen, in den Bereich unserer Krankheit gehören. Beweise kann ich freilich dafür nicht erbringen. Was an den Knochen schmerzt, ist die Knochenhaut, nicht der Knochen selbst, denn nur sie enthält Empfindungsnerven. Weitere Organe als Muskeln, Sehnen, Knochen und vielleicht Gelenke sind an dem myalgischen Prozeß nicht beteiligt. Wir haben keinerlei Anhaltspunkte dafür, daß etwa auch innere Organe (Lungen, Herz, Eingeweide) in ähnlicher Weise erkranken können. Nur hinsichtlich der Nerven ist die Frage noch nicht

Tafel II.
Zu S. 10.

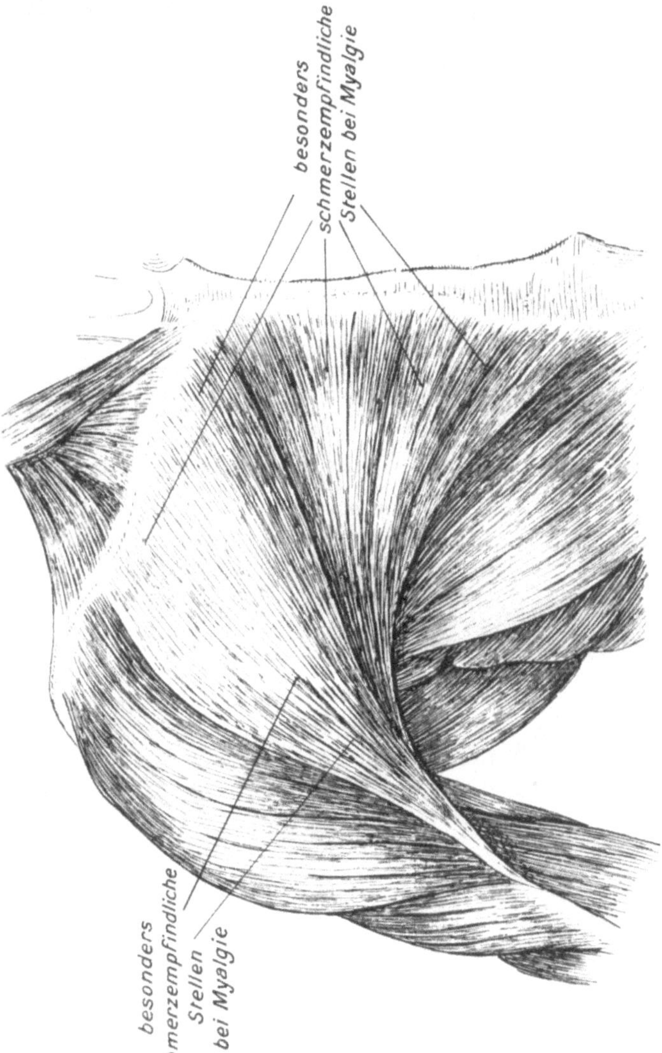

Fig. 3.

Der große Brustmuskel und seine besonders schmerzhaften Stellen bei Myalgie.

A. Marcus & E. Weber's Verlag in Bonn.

geklärt. Sie verlaufen bekanntlich mit den Gefäßen im Bindegewebe zwischen den Muskeln oder unterhalb der Muskelschicht an den Knochen entlang, und es wäre durchaus verständlich, daß sie an der allgemeinen Schmerzhaftigkeit der tiefen Gebilde Anteil nehmen. In der Tat ist das auch meine Überzeugung, die ich später näher begründen werde. Ich vertrete nämlich die Ansicht, daß die ohne ersichtliche Ursache entstehenden Nervenschmerzen (die idiopathischen Neuralgien) mit den Myalgien auf die gleiche Stufe zu stellen sind, und daß zwischen diesen beiden Krankheitsgruppen keine Grenze zu ziehen ist. Die ausstrahlenden Schmerzen bei der Myalgie, die alltäglichen Übergänge und Kombinationen von Myalgie und Neuralgie lassen darüber m. E. keinen Zweifel. Ich erkläre sie mir teils durch die Mitbeteiligung der ebenfalls schmerzempfindlichen Umhüllungsschicht der Nervenstämme, der Nervenscheiden, an der allgemeinen Tiefenschmerzhaftigkeit, teils durch einen der Myalgie analogen Erkrankungsprozeß. Aber ich verkenne nicht, daß es Neuralgien gibt, die ihren Ursprung in einer anders gearteten Erkrankung des Nervenstammes selbst oder seiner Wurzeln durch Druck, Entzündung, Entartung (Tabes) oder wie immer haben. Diese symptomatischen Neuralgien sind von den idiopathischen streng zu unterscheiden. Es gelingt das nicht immer, aber Anhaltspunkte liefern die strenge Beschränkung der Schmerzen auf den Verlauf und Ausbreitungsbezirk des betreffenden Nerven und die Mitbeteiligung der Haut innerhalb des von ihm versorgten Gebietes.

Der myalgische Schmerz hat die Eigentümlichkeit, daß er herumzieht, wandert (Rheuma). Nicht immer, aber doch manchmal sehr deutlich. Gestern noch war es die rechte Schulter, welche schmerzte, heute sitzen die Schmerzen in der linken Brust oder im Nacken, morgen wieder kann es der Rücken sein. Gelegentlich kann der Patient selbst nicht mehr sagen, was denn nun eigentlich besonders wehtut: alle Glieder und der ganze Körper sind empfindlich, es zieht von einem zum anderen Teil, ohne sich irgendwo festzusetzen. Es ist keine Spezialität der Myalgie, dieses Herumziehen. Wir kennen es zur Genüge von den Gelenkerkrankungen her, die deshalb auch Gelenkrheumatismus genannt werden. Ob zwischen diesen beiden Leiden Beziehungen existieren? Wir werden darauf später näher eingehen; sie sind jedenfalls nicht enge, sondern lose. Auch bei Erkrankungen der Rückenmarkshäute, bei denen die hindurchtretenden schmerzempfindlichen Nervenwurzeln gereizt werden, sehen wir dieses Herumziehen der Schmerzen, ferner bei der Rückenmarksschwindsucht, wo ähnliche Verhältnisse bestehen, und diese Zustände geben für die Erklärung der Myalgie wertvolle Anhaltspunkte. Und noch eine weitere Lehre läßt sich aus dem herumziehenden Charakter des Leidens ableiten, nämlich, daß eine Krankheit, die heute hier, morgen an einer anderen Stelle auftritt, unmöglich mit schweren anatomischen Veränderungen der Gewebe einhergehen kann.

Störungen der Muskeltätigkeit.

Der myalgisch affizierte Muskel hat die Neigung sich krampfhaft zusammenzuziehen. Der Krampf tritt besonders bei akuter Erkrankung in die Erscheinung und erreicht seine höchste Entwicklung in den Momenten der heftigen Schmerzstöße. Seine Intensität und Stärke geht im allgemeinen parallel mit dem Grad der Schmerzhaftigkeit. Ob er in den schmerzfreien Pausen nachläßt, hängt aber auch von der Ängstlichkeit des Patienten ab: empfindsame Patienten warten gewissermaßen schon in den Pausen auf den nächsten Schmerzstoß und wagen nicht ihre gespannten Muskeln erschlaffen zu lassen. Abgesehen von dieser seelischen Verschlimmerung geschieht die krampfhafte Zusammenziehung der Muskeln in dem schmerzhaften Gebiet unwillkürlich, auf dem Wege des Reflexes. Es handelt sich um eine Art Abwehrbewegung, insofern durch die krampfhafte Anspannung der Muskeln die Bewegung der befallenen Teile, die bekanntlich die Schmerzen steigert, aufgehoben wird. Darum erstreckt sich der Krampf auch nicht bloß auf die speziell krankhaften Muskeln, sondern auch auf die Muskulatur der Umgebung, soweit sie für die auszuschaltende Bewegung von Bedeutung sind. Der Schmerzkrampf tritt auch dann auf, wenn die Schmerzhaftigkeit sich auf die knöchernen Teile beschränkt und die Muskulatur freiläßt. Ich habe das bei Gelegenheit einer Hexenschußattacke dieser Art an mir selbst beobachten können. Derartige Schmerzhemmungen sind uns ja auch von anderen Erkrankungen der Knochen und Gelenke her durchaus geläufig. Weniger bekannt, aber von großer Bedeutung für das Wesen der Myalgie ist die Tatsache, daß auch einzelne Längsfasern oder Längsfasergruppen (der Muskel setzt sich aus einer Summe parallel gelagerter mikroskopisch kleiner Fasern oder Fibrillen zusammen, die wieder durch Bindegewebe zu größeren oder kleineren Bündeln oder Faszikeln zusammengefaßt sind) sich gesondert innerhalb der Muskelmasse zusammenziehen können. Bei Operationen sieht man das an quer durchschnittenen Muskeln bei Anwendung der verschiedensten Reize in deutlicher Weise. Hin und wieder läßt es sich auch durch die Haut an dem Auftreten von bündelförmigen Einschnürungen (fibrillären Zuckungen) oder wellenartigen Bewegungen der Muskeloberfläche (Myokymie) erkennen. Besser kann man sich beim Betasten der Muskeln davon überzeugen. Da Drücken der Muskeln die Schmerzen verschlimmert, so geraten sie dabei im ganzen oder in einzelnen Abschnitten auch sehr leicht in gesteigerte Spannung resp. in Krampf. Die Masseure nennen das Faserverhärtungen oder Knoten und massieren sie „weg". Das heißt in die ärztliche Sprache übersetzt, daß die krampfhafte Zusammenziehung der Bündel unter dem Einfluß der Massage nachläßt. Da aber dieses ein Punkt ist, über den auch unter den Ärzten noch keine Einigkeit besteht, will ich ihn hier nicht eingehender besprechen.

Ist der Muskelkrampf stark ausgesprochen und dauernd, so kann er zu mehr oder weniger vollständiger Fixation der erkrankten Gliederabschnitte (Steifhaltungen) und selbst zu Verkrümmungen der Wirbelsäule führen. Man beachte nur den Gang eines an Hexenschuß Leidenden, wie er sich hinsetzt, sich zu bücken versucht usw. Er vermeidet ängstlich jede ausgiebigere Bewegung, und von Zeit zu Zeit unterbricht ein Ruck (ein neuer Schmerzstoß) jede Bewegung. Eine spezielle Schilderung des Ganges und der Haltung dieser Leute kann man nicht geben, da sie ja nach den gerade am stärksten befallenen Teilen verschieden sind. Eine Lendenmyalgie vermag ebenso wie die Ischias (die Hüftnervenneuralgie), mit der sie übrigens, wie später zu zeigen sein wird, vielfach verbunden ist, eine seitliche Verkrümmung der Lendenwirbelsäule (Skoliose) hervorzurufen.

Da solche Fälle selten und für die Theorie der Skoliose von Interesse sind, teile ich eine einschlägige Beobachtung mit.

W., Armierungssoldat, im Jahre 1915 zuerst in Allenstein, seit Juni 1915 in verschiedenen Lazaretten des 4. A.-K.-Bezirkes wegen Muskelrheumatismus behandelt. Erkältungen und Durchnässungen sollen die Ursache sein. Die Schmerzen sitzen im Kreuz, in den Hüften und Oberschenkeln. Bei der Untersuchung am 23. September durch Prof. Grund wird neben der Druckschmerzhaftigkeit der Streckmuskulatur des Rückens und der beiderseitigen Gesäßmuskeln, in denen auch zeitweise fibrilläre Zuckungen gesehen werden, eine Ausbiegung der Lendenwirbelsäule nach rechts konstatiert, welche im Sitzen und Liegen sich ausgleicht. Salizylpräparate ohne Wirkung.

Am 18. November 1915 erneute Untersuchung in der medizinischen Klinik zu Halle: kein Fieber. Die Schmerzen werden in die Kreuzgegend verlegt, zu beiden Seiten der Lendenwirbelsäule, von wo sie besonders nach rechts in die Gesäßgegend und in beide Hoden ziehen. Die Hoden selbst sind nicht druckschmerzhaft, wohl aber die Muskeln zu beiden Seiten der Lendenwirbelsäule, namentlich die musculi quadrati lumborum und der stark gespannte rechte musc. ileopsoas, ferner die oberen Ränder der musc. glutaei medii und die Gruppe der Adduktoren an der Innenseite beider Oberschenkel. Auch das Steißbein ist stark druckschmerzhaft. Die genannten Muskeln sind nicht abgemagert (atrophisch) und können kräftig bewegt werden, obgleich Patient über großes Mattigkeitsgefühl und Schwere in den Beinen klagt. Die nach rechts konvexe Skoliose der Lendenwirbelsäule gleicht sich im Sitzen und Liegen aus, wobei zu konstatieren ist, daß die Wirbelsäule frei beweglich ist. Auch die Hüftgelenke und Beingelenke sind frei. Bei extremer Beugung des im Knie gestreckten rechten Beines leichte Schmerzen in der rechten Gesäßhälfte (angedeutetes Lasèguesches Phänomen). Kein Druckschmerzpunkt im Verlaufe des rechtsseitigen nerv. ischiadicus, in dem auch spontan keine Schmerzen geklagt werden. Sehnen- und Hautreflexe, die Sensibilität im Bereiche der Beine und des Bauches normal. Babinskischer Reflex fehlt. Unter künstlicher Kälteeinwirkung auf den Rücken steigern sich die Schmerzen, während künstliche Durchwärmung (Diathermie) sie mildert.

Der Fall liefert eine interessante Bestätigung der von Erich Plate gegebenen Erklärung dieser Form von Skoliose durch den Befund des krampfhaft zusammengezogenen rechtsseitigen musc. ileopsoas.

Ein nicht gerade häufiger, aber sehr markanter Zustand krampfhafter Schiefhaltung des Kopfes infolge myalgischer Affektion des Kopfnickermuskels ist in der Medizin als Torticollis rheumatica bekannt. Werden der dreieckige Schultermuskel oder die darunter gelegenen Sehnen der langen Armmuskeln getroffen, so ist sehr gewöhnlich die Beweglichkeit des Schultergelenks durch den reflektorischen Krampf der umgebenden Muskeln derartig beeinträchtigt, daß es außerordentlich schwer werden kann zu entscheiden, ob die umgebenden Muskeln und Sehnen oder das Gelenk selbst der Sitz der Erkrankung ist. Denn auch bei der Gelenkerkrankung stellt sich derselbe reflektorische Muskelkrampf ein, der aber in diesem Falle im Gegensatz zur Schultermyalgie oft von einer Abmagerung (Atrophie) des Deltamuskels begleitet wird. Die passive Beweglichkeit des Gelenkes in der Narkose vermag auch nicht immer Aufklärung zu verschaffen, denn das kranke Gelenk braucht nicht zu knirschen oder durch Verwachsungen in seiner Beweglichkeit beschränkt zu sein.

Der reflektorische Spasmus (Krampf) der Muskulatur kann nicht unbedingt als zweckmäßige Abwehrmaßregel des Organismus angesehen werden, denn er steigert momentan den Schmerz, wenn er auch die Bewegung und damit die Wiederkehr der Schmerzen mindert. Daß ein Muskelkrampf schmerzhaft ist, weiß jeder, der einmal einen Wadenkrampf gehabt hat. Aber wie man die Zähne krampfhaft zusammenbeißt oder die Fäuste zusammenballt, daß sich die Nägel in das Fleisch graben, wenn ein Schmerz übermächtig wird, so haben wir es auch hier gewissermaßen mit einer unwillkürlichen Übertönung des Schmerzes durch einen anderen zu tun.

Wie in dem mitgeteilten Falle hören wir auch sonst die Myalgiker über Schwächezustände oder gar über Lähmung der vom Schmerz betroffenen Muskeln klagen. Die Untersuchung, wie viel lediglich auf das subjektive Mattigkeitsgefühl und wie viel auf objektiv nachweisbare Schwächezustände kommt, ist nicht leicht, weil empfindliche Kranke die schmerzhaften Teile manchmal auch auf Zureden nicht, und energische Kranke sie jedenfalls nur so wenig als irgend notwendig gebrauchen. Ein sicheres Zeichen vorhandener Schwäche, die Abmagerung der affizierten Muskeln (Atrophie) im Vergleich mit den entsprechenden Muskeln der anderen Körperhälfte oder gesunder Teile, fehlt jedenfalls immer. Ich kann die gegenteilige Behauptung von Mann nicht bestätigen, obgleich ich diesem Punkte meine besondere Aufmerksamkeit zugewendet habe. Nicht einmal das ist richtig, daß die Myalgiker meist muskelschwache Menschen sind. Im Gegenteil: die Kategorie der Schmiede, Maschinisten, Landarbeiter mit kräftig entwickelter und leistungsfähiger Muskulatur stellt einen nicht geringen Prozentsatz der Fälle. Wenn es gelingt, den Myalgiker durch Überredung zu veranlassen, ungeachtet der damit verbundenen Schmerzen die befallenen Muskeln kräftig gegen einen entsprechenden Widerstand in Tätigkeit zu setzen, so kann man sich immer wieder überzeugen, daß die Kraft in keiner Weise gelitten hat. Es gibt ja glücklicherweise chronische Myalgiker genug, die gegen ihre Schmerzen ankämpfend ihre gewohnte Arbeit jahrelang weiter verrichten. Und beim akuten Anfall ist, wenn er abgeklungen ist, auch sofort die alte Leistungsfähigkeit wieder da.

Etwas anderes ist das Gefühl der Mattigkeit, das in der Tat kaum jemals fehlt. Es ist dasselbe Gefühl, wie nach anstrengender körperlicher Arbeit, oder wie beim Fieber und anderen den ganzen Organismus in Mitleidenschaft ziehenden Affektionen. Vom Schnupfen, von der sogenannten Influenza und anderen fieberhaften Störungen her ist es uns ja geläufig.

Neben dieser allgemeinen Reaktion des Körpers auf das Leiden, dessen nahe Beziehungen zu den genannten Affektionen wir sogleich noch erörtern werden, kommen für das Verständnis des Schwächegefühls in den schmerzhaften Gliedern noch folgende Momente in Betracht: die tatsächliche Ermüdung der Muskulatur durch den Schmerzkrampf, die Erschöpfung des Nervensystems durch die Schmerzen, und in Fällen länger dauernden Nichtgebrauches (durch Bettruhe) vielleicht die damit verbundene Entwöhnung. Das erstgenannte Moment ist ohne weiteres verständlich. Das zweite läßt sich kaum direkt beweisen, aber es entspricht der allgemeinärztlichen Erfahrung, daß länger dauernde Schmerzen, zumal wenn sie den Schlaf stören, zu Erschöpfung führen. Viele Myalgiker klagen zugleich über allgemeine nervöse Schlaffheit. In meiner Statistik begegne ich diesen Klagen in 20 Proz. aller Fälle.

In älteren Beschreibungen der Krankheit stößt man gelegentlich auf die Bemerkung, daß über den erkrankten Teilen die Haut zur Schweißbildung neige und daß die Temperatur dieser Teile örtlich erhöht sei. Rosenow, der diese Bemerkung wiedergibt, sagt, daß nach Benedikt und Sarck auch sonst die Temperatur an der Körperoberfläche nicht überall gleich hoch ist. Neuere Untersuchungen haben das bestätigt, und es würde also nur dann mit dem Befund etwas anzufangen sein, wenn er regelmäßig erhoben werden könnte. Das ist nun, wie ich mich durch Nachprüfung mit feinen Hautthermometern überzeugt habe, sicher nicht der Fall, ich selbst habe niemals eine Differenz gefunden. Muskelkrampf erzeugt Wärme, die aber durch das Blutgefäßsystem schnell verteilt wird. Vielleicht ist das Wärmegefühl, welches in krampfhaft zusammengezogenen Muskeln auftritt, gemeint gewesen. Auch lokale Schweißbildung über den myalgischen Muskeln habe ich niemals gesehen.

Allgemeinerscheinungen, Fieber.

Im Beginn der akuten Myalgie oder ihr vorausgehend haben manche Patienten außer dem soeben geschilderten Mattigkeitsgefühl die Empfindung des Krankseins, etwa wie bei einem stärkeren Schnupfen, einer leichten Mandelentzündung, einer sogenannten Influenza. Es liegt nahe, nach dem gleichzeitigen Bestehen derartiger Affektionen zu fahnden, zumal sie ja auch sehr gewöhnlich mit ziehenden Schmerzen in den Gliedern verbunden sind. Seitdem ich darauf achte, finde ich, daß tatsächlich diese Kombinaton sehr häufig ist, wenn auch manchmal ein gewisser zeitlicher Abstand zwischen der entzündlichen Erkrankung und dem Auftreten der Myalgie besteht. Nach meiner Überzeugung handelt es sich hier nicht um ein zufälliges Zusammentreffen, sondern um ursächliche Beziehungen. Diese Verhältnisse müssen einer späteren ausführlicheren Besprechung vorbehalten bleiben. Sie kurz hier zu berühren konnte ich deshalb nicht unterlassen, weil damit die Frage, ob die Myalgie, speziell die akute Form, mit Fieber verläuft, zusammenhängt.

Unter den medizinischen Autoren besteht über diese Frage keine Einigkeit. Sicher ist, daß die Mehrzahl der Fälle, wenn sie in unsere Behandlung kommen, keine Temperaturerhöhung aufweist, aber damit ist noch nicht gesagt, daß sie nicht doch im ersten Beginn, der unserer Beobachtung gewöhnlich entgeht, vorhanden gewesen ist. Nach der Schilderung der Kranken über ihre Empfindungen in den Anfangsstadien muß man doch damit rechnen.

v. Leube behauptet, in $^1/_3$ der Fälle leichte Fieberbewegungen auch objektiv konstatiert zu haben. Aber da bei seinen Patienten, ebenso wie später bei den von Bechthold beobachteten, verhältnismäßig oft eine Mitbeteiligung des Herzens nachgewiesen werden konnte, hat es sich wohl nicht um „reine" Fälle gehandelt. Ich verstehe unter reinen Fällen solche, bei welchen sich der Prozeß auf die geschilderte Tiefenschmerzhaftigkeit mit ihren Begleiterscheinungen beschränkt. Das ist die Mehrzahl, und bei diesen ist nach meinen Erfahrungen Fieber nur relativ selten und dann nur in geringer Höhe und kurzdauernd vorhanden. Ich führe es auf die begleitende entzündliche Affektion der ersten Wege (Mund, Nase, Rachen) zurück, obwohl ich diese Affektion nicht jedesmal mehr nachweisen konnte. Aber wenn auf der einen Seite die Schilderung und Umgrenzung des Krankheitsbildes sich auf die „reinen" Fälle stützen muß, so sind doch auch die „unreinen" und komplizierten Fälle, bei denen sich Übergänge zu anderen Krankheiten zeigen, für das Verständnis des Wesens der Krankheit von größter Wichtigkeit. Sie sollen deshalb im nächsten Abschnitt besonders behandelt werden.

Bei den rezidivierenden und noch mehr bei den chronischen Fällen treten die Allgemeinerscheinungen mehr in den Hintergrund, ohne darum ganz zu verschwinden. Wie viele von den sehr mannigfaltigen Klagen alter Myalgiker wirklich auf die Myalgie bezogen werden müssen, ist meist nicht zu entscheiden.

Verlauf und Ausgang.

Wenn schon die Mehrzahl der Myalgiker dauernd oder zeitweise ärztliche oder nichtärztliche Behandlung in Anspruch nimmt, gibt es doch unter der Landbevölkerung noch eine Anzahl von Patienten, die ganz oder so gut wie ganz unbehandelt bleiben. Daß der Ausgang der Krankheit bei diesen ein anderer ist, als bei denen, die dauernd etwas gegen ihre Krankheit tun, ich meine speziell daß sie früher oder öfter in das Endstadium des myalgischen Siechtums verfallen, dafür haben wir bisher keine sicheren Beweise. Ich will damit nicht sagen, daß die verschiedenen Behandlungsmethoden, über die im letzten Abschnitt nachzulesen ist, die Krankheit nicht zu beeinflussen vermöchten. Im Gegenteil, ich bin von dem Nutzen nicht aller, aber doch vieler Methoden fest überzeugt. Ich will vielmehr sagen, daß die Krankheit auch ohne Behandlung glücklicherweise meistens einen günstigen, das Leben nicht bedrohenden Verlauf nimmt — wobei allerdings die Kranken mehr Schmerzen auszuhalten haben —, und daß diejenigen, die dem myalgischen Siechtum verfallen, dieses mehr ihrer mangelnden Widerstandskraft gegen die Schmerzen als dem Fortschreiten des Leidens verdanken. Ich verstehe unter dem chronischen myalgischen Siechtum einen Zustand, bei dem der Kranke den Kampf gegen die dauernd in allen möglichen Teilen des Körpers fühlbaren und sich bei jedem Witterungswechsel und jeder Bewegung steigernden Schmerzen aufgegeben hat, möglichst still in seinem Sessel sitzt oder auf der Chaiselongue liegt, die unumgänglich notwendigen Bewegungen langsam und steif ausführt, jeden kalten Luftzug und jede Feuchtigkeit meidet und nur schwer von seinem Klagen abzulenken ist. Im übrigen schläft er gut, hat guten Appetit und seine übrigen Körperfunktionen lassen nichts zu wünschen übrig. In welchem Grade seine Klagen wirklich berechtigt sind, vermag niemand zu entscheiden, aber man kann sich des Eindruckes nicht erwehren, daß die hypochondrische Gemütsverfassung einen erheblichen Anteil an seinem Zustande hat. Jedenfalls ist soviel sicher, daß derjenige, welcher sich von seinen Schmerzen nicht unterkriegen läßt, auch diesem Siechtum nicht verfällt. Er mag als chronischer Myalgiker schwerfällig und schließlich auch immer weniger leistungsfähiger werden, aber er wird doch darum noch nicht siech.

Die meisten der üblichen Behandlungsmethoden sind gegen die Schmerzen gerichtet und sie beseitigen diese oft in kurzer Zeit. Der Dauererfolg bleibt aber in vielen Fällen aus. Um Rückfälle zu verhüten, müssen wir die Ursache des Übels angreifen können, und das gelingt nur in verhältnismäßig wenigen Fällen. Hier stecken wir noch in den Anfängen.

Ich sagte oben, daß die Mehrzahl der uns aufsuchenden Kranken die rezidivierende Form der Myalgie aufweisen. Kranke, die nur einmal oder einige Male im Leben eine akute Myalgie durchmachen, gibt es viel weniger. Meist kommt früher oder später wieder ein Rückfall, und wenn diese immer näher zusammenrücken, kann man schließlich nur noch von einem Schlummern (Latentsein) des Krankheitsprozesses sprechen. Von hier bis zur chronischen Dauerform ist nur noch ein kurzer Schritt. Es ist nun aber nicht so, daß dieser Übergang von der rezidivierenden zur chronischen Form mit Notwendigkeit sich vollziehen muß. Immerhin aber wird es unser ärztliches Bestreben sein müssen, dort, wo wir nicht die Wurzel des Übels beseitigen können, wenigstens dahin zu wirken, daß jeder einzelne Anfall möglichst vollständig ausgeheilt wird, und daß bei den rezidivierenden Formen der Abstand zwischen den Anfällen immer länger statt kürzer wird. Das kann glücklicherweise in vielen Fällen erreicht werden. Mehr als das, es werden zweifellos auch viele rezidivierende Fälle durch die gebräuchlicheren Methoden dauernd von ihrem Übel befreit. Allerdings der Kranke muß mitwirken. Er darf nicht den Schmerzen ausweichen, sondern er muß ihnen trotzen. Denn Schmerz kann durch Schmerzgewöhnung gemildert werden!

II. Schwierigkeiten der Erkennung und Abgrenzung. Beziehungen zu anderen Krankheiten.

A. Erkennung (Diagnose).

Man sollte meinen, daß es nicht schwer sein könne, ein so einfaches und verbreitetes Leiden wie die Myalgie zu diagnostizieren, aber das ist doch nur für einen Teil der Fälle zutreffend. Ihre Erscheinungen oder Symptome sind fast völlig subjektiver Natur, objektive Kennzeichen fehlen so gut wie vollständig — wenigstens wenn man, wie ich es tue, die rheumatischen Knoten und Schwielen in den Muskeln und bindegewebigen Gebilden (Unterhautzellgewebe, Kopfhaut) nicht anerkennt. Der Schmerz ist ein sehr gewöhnliches Symptom aller möglichen örtlichen und allgemeinen Erkrankungen, er kann lange Zeit den organischen Veränderungen vorausgehen, er ist in hohem Grade abhängig von der Empfindlichkeit des Patienten, kurz, er ist ein unsicheres Merkmal, auf dem allein der Arzt nicht gern seine Diagnose aufbaut. Der Arzt kann hier oft nur so zum Ziele gelangen, daß er alle anderen etwa noch in Frage kommenden Leiden ausschließt, oder, wie es in der Umgangssprache der Ärzte heißt, die Diagnose per exlusionem macht.

Verhältnismäßig am einfachsten liegen die Verhältnisse noch, wenn die Myalgie an den Gliedmaßen oder den Ansätzen der Glieder (Schultern, Hüften, Gesäß, Nacken) lokalisiert ist, an Stellen, wo außer den Muskeln mit ihren Sehnen und dem Zwischengewebe (Bindegewebe) im wesentlichen nur noch Nerven, Gefäße, Knochen und Gelenke in Betracht kommen. Sorgfältige Betastung unter Vergleich mit der anderen Körperhälfte (wo dieser möglich ist), Prüfung der Beweglichkeit und die Röntgenuntersuchung werden in den meisten Fällen die Sachlage aufklären. Auszuschließen sind besonders organische Veränderungen der Muskulatur (wirkliche Entzündungen und Verhärtungen, auf die später einzugehen sein wird), tiefliegende Eiterungen in den Geweben und Knochen, sonstige Erkrankungen der Knochen und der Gelenke, Erweiterungen der Schlagadern (Aneurysmen), Entzündungen und Gerinnselbildungen in den Blutgefäßen (Thrombosen), vor allem aber schmerzhafte Veränderungen der Nerven (Neuralgien) und Nervenentzündungen (Neuritis). Auf die nahen Beziehungen dieser beiden zuletzt genannten Affektionen zu den Myalgien habe ich schon wiederholt hingewiesen und werde darauf eingehend zurückkommen. Die häufigste und keineswegs immer zu lösende Schwierigkeit bereiten im übrigen die schleichenden Entzündungen der Schulter- und Hüftgelenke, bei denen, wie schon erwähnt wurde, wenigstens im Anfang die anatomischen Veränderungen so geringfügig sind, daß sie nicht zu fühlbarem Reiben oder Bewegungsbeschränkungen (in der Narkose) zu führen brauchen. Überdies erscheint es durchaus möglich, daß sich die Gelenke ebenso wie die Knochen an der allgemeinen Tiefenschmerzhaftigkeit der Myalgiker beteiligen. Auch hierauf wird noch später zurückzukommen sein.

Verwickelter als bei den Extremitäten gestalten sich schon die Dinge, wenn es sich um den Kopf oder den Rücken handelt. In der Kopfhaut, die zwar nur spärliche dünne Muskelfaserschichten birgt, kommen Schmerzen vor, die von den myalgischen nicht zu unterscheiden sind. Sie sind von Auerbach als Knötchen- oder Schwielenkopfschmerz bezeichnet worden, ohne daß bisher diese Schwielen jemals anatomisch nachgewiesen worden wären. Gesicht und Nacken können ebenfalls der Sitz myalgischer Schmerzen werden, aber hier verlaufen soviel empfindungsleitende Nerven zwischen den Muskeln, daß gewöhnlich die Diagnose auf Neuralgie gestellt wird. Dazu kommen die kompliziert gebauten Knochen mit ihren Höhlen (Stirnhöhle, Oberkieferhöhle), die Zähne mit ihren Wurzeln, die Gelenke des Kiefers und der Nackenwirbelsäule, endlich die Sinnesorgane, das Gehirn und die Gehirnhäute. Namentlich die Unterscheidung solcher Kopfschmerzen, die ihren Ursprung innerhalb des Schädeldaches haben, von solchen, die äußerlich am Schädel entstehen, ist oft nicht durchführbar.

Es kann heute als sicher angesprochen werden, daß nicht allein die Gehirnhäute, die auf die leichtesten Störungen mit heftigen Schmerzen reagieren, sondern auch die Gehirnmasse selbst in bestimmten Zentren schmerzempfindlich ist (Lewandowski u. a.). Es gehört die genaueste Kenntnis der Nervenkrankheiten, sorgfältigste Beobachtung und große ärztliche Erfahrung dazu, um hier in schwierigen Fällen das Richtige zu treffen.

Nicht viel anders ist es im Rücken, wo unterhalb der Muskulatur die vielgliedrige Wirbelsäule und darin eingeschlossen das von den Gehirnhäuten umhüllte Rückenmark liegt, dessen ein- und austretende Faserverbindungen (die Rückenmarkswurzeln) die Gehirnhäute durchsetzen und zwischen den einzelnen Wirbelkörpern hindurchtreten. Dieser Verlauf setzt sie außerordentlich leicht der Mitbeteiligung bei den verschiedensten Affektionen der Gehirnhäute und der Wirbelsäule aus. Und da die Hälfte dieser Wurzeln (die hinteren) die Empfindungsnerven von den zugehörigen Körperabschnitten führen, so versteht es sich, daß ausstrahlende neuralgische resp. myalgische Schmerzen alle diese Leiden begleiten, Spannungszustände der Rückenmuskeln auslösen und damit dieselbe Steifhaltung der Wirbelsäule hervorrufen, wie die primäre Myalgie der Rückenmuskulatur. Aber auch Erkrankungen der hinteren Wurzeln selbst, z. B. die sogenannte Gürtelrose (Herpes zoster), und der in das Rückenmark eingetretenen Gefühlsfasern (Rückenmarksschwindsucht, Tabes) bringen heftige ausstrahlende Schmerzen mit sich, die den hier in Frage stehenden gleichen wie ein Ei dem andern. In lebhafter Erinnerung wird mir stets ein Patient bleiben, der wegen leichter rheumatischer Schmerzen in der Rückenmuskulatur in meine Klinik eingeliefert wurde, die nach einigen Tagen Bettruhe sich besserten. Das erstemal, als er aufstand, brach er mit einer völligen Lähmung des ganzen Unterkörpers zusammen, die bis zu dem bald eintretenden Tode fortbestand: es handelte sich, wie die Sektion bestätigte, um eine akute umschriebene Erweichung des Rückenmarks, deren Anfangssymptom, eben die Rückenschmerzen, durch die Reizung der in die erkrankte Stelle eintretenden sensiblen Fasern aus den hinteren Wurzeln bedingt war.

Nimmt man die nicht seltenen Erkrankungen der Wirbelsäulengelenke hinzu, die durchaus nicht immer zu nachweisbarer Verknöcherung zu führen brauchen, und die verschiedenen Erkrankungen der Wirbelkörper, so ergibt sich eine stattliche Reihe der verschiedenartigsten Zustände, die von der Rückenmyalgie oft nur außerordentlich schwer, manchmal überhaupt nicht sicher zu unterscheiden sind.

Zur Illustration dieser Verhältnisse mögen einige Beispiele folgen:

In Schüben verlaufende leichte Entzündung der Wirbelsäulengelenke mit Ausgang in Heilung (Spondylarthritis recurrens) unter dem Bilde einer Rückenmyalgie.

Sch..., Soldat aus Atzendorf, 39 Jahre alt, meldet sich am 14. IV. 15 wegen stechender Schmerzen in der Brust, beiden Hüften und Oberschenkeln krank. Die Untersuchung ergibt auffallende Steifigkeit der ganzen Wirbelsäule, die beim Gehen und beim Versuch des Bückens wie ein Stock gehalten wird, spontane und Druckschmerzhaftigkeit der Schultergegend, der Kreuzgegend und der gesamten Muskulatur zu beiden Seiten der Wirbelsäule. Es bestehen ferner leichte Fieberbewegungen und in den ersten Tagen vielleicht auch geringe Veränderungen am Rippenfell beiderseits (leichtes pleuritisches Reiben). Am 25. IV. wird konstatiert, daß die Beweglichkeit der Wirbelsäule, sowie die beider Hüftgelenke auch bei Unterdrückung der mit der Untersuchung verbundenen Schmerzen deutlich behindert ist.

Aufnahme in die medizinische Klinik zu Halle am 11. VII. Dieselben Beschwerden. Unter Behandlung mit Diathermie und Massage Nachlassen der Beschwerden, wobei auch die Beweglichkeit der Wirbelsäule sich wieder bessert. Die Lumbalpunktion ergibt klaren Liquor ohne pathologische Bestandteile bei einem Druck von 110 bis 120 mm Wasser.

Vom 4. bis 11. VII. tritt ein neuer Anfall des Leidens mit Fieberbewegungen bis zu 37,7° und plötzlicher sehr starker Steifigkeit der ganzen Wirbelsäule auf. Eine erneute Lumbalpunktion ergibt 180 mm Druck. Klarer Liquor, ohne Globulin und Eiweiß, ohne Zellvermehrung. Es wird 1 ccm Tropakokainlösung (2proz.) in den Lumbalsack eingespritzt, worauf Erleichterung eintritt. Es folgt eine Periode der Besserung, während derer der Patient subjektiv nur geringe Schmerzen empfindet, die aber bei Druck auf die Wirbelsäule und bei Bewegungsversuchen schlimmer werden. Die Beweglichkeit der Wirbelsäule ist dabei deutlich herabgesetzt.

Vom 10. bis 15. XI. neuer Anfall mit Fieber, vermehrten Schmerzen und allgemeiner Körperschwäche. Obere Lendenwirbelsäule ist besonders stark beteiligt, die Hüftgelenke aber frei. Nach Ablauf des Anfalles und Nachlassen der Schmerzen ergibt die Untersuchung, daß die Wirbelsäule, zumal in der Lendengegend, in der Beweglichkeit erheblich beeinträchtigt ist. Die Bewegungsversuche lösen Schmerzen aus, wie denn auch Druck auf die Dornfortsätze der Wirbel wesentlich schmerzhafter ist als auf die Muskeln längs der Wirbelsäule.

Langsam bessert sich auch das, so daß bei der Entlassung im Januar 1916 die Wirbelsäule bei kurzdauernden Bewegungen frei, wenn auch noch druckschmerzhaft ist. Länger dauernde Gehversuche lösen den steifen Gang wieder aus.

Die Berechtigung, dieses Krankheitsbild nicht als Myalgie, sondern als Spondylarthritis aufzufassen, ergibt sich aus den periodischen fieberhaften Attacken, nach deren Abklingen eine deutliche Erschwerung der Beweglichkeit der Wirbelsäule (anfangs auch der Hüftgelenke) längere Zeit fortbesteht. Nun wird zwar von Weintraud behauptet, daß sich aus den Spannungszuständen der Muskeln bei Myalgie, wenn die Gelenke dadurch fixiert werden, allmählich auch eine organische Versteifung derselben entwickeln könne, und Hoene glaubt, daß derartige wirkliche Versteifungen auch an der Wirbelsäule auftreten können. Aber zunächst stehe ich diesen Behauptungen noch sehr skeptisch gegenüber, da im großen und ganzen — wie wir noch sehen werden — eine ziemlich tiefe Kluft zwischen Myalgie und Gelenkkrankheiten besteht. Aber auch wenn die Meinung der genannten Autoren sich als richtig erweisen sollte, so kann doch eine derartige Versteifung immer nur nach lange Zeit bestehenden myalgischen Spasmen sich ganz allmählich entwickeln, in derselben Weise, wie nach lang dauernden fixierenden Verbänden, und nicht schon nach so kurz dauernden entzündlichen Anfällen, wie im mitgeteilten Beispiel.

Fall von höchstwahrscheinlich syphilitischer leichter Gehirn- und Rückenmarkshautentzündung unter dem Bilde schwerer allgemeiner Myalgie.

Anna R..., 24 Jahre altes Mädchen aus Beyerstedt, aufgenommen am 30. V., entlassen am 14. VIII. 1917.

Außer Kinderkrankheiten stets gesund. Vor 4 Wochen zuerst beim Absprung von einem Tisch heftige Schmerzen am Hinterkopf, Schultern, linker Brustseite und Unterleib. Wiederholtes Erbrechen.

Mittelgroßes kräftiges Mädchen mit gerötetem Gesicht. Kein Fieber, keine Ödeme. Die inneren Organe der Brusthöhle ohne krankhaften Befund. Es besteht lebhafter Druckschmerz der Kopfschwarte, der Muskulatur des Schultergürtels, Rückens und Bauches, dagegen nicht der Gliedmaßen. Leber und Milz sind nicht vergrößert. Bei vorsichtigem tiefen Eindrücken des Bauches, der nicht schmerzhaft ist, sind keine Veränderungen in den Unterleibsorganen nachweisbar. Normale Verdauung. Urin frei von Eiweiß, enthält aber vereinzelte Blasenepithelien und weiße Blutkörperchen, bakteriologisch Kolibazillen, keine Tuberkelbazillen. Magenuntersuchung ergibt chemisch und motorisch normale Verhältnisse. Röntgenuntersuchung der Verdauungsorgane zeigt nichts Krankhaftes. Blutbefund normal: 6 200 000 rote, 4900 weiße Blutkörperchen. Wassermannreaktion im Blute negativ. Pupillenreflex, Bauchdeckenreflex und Patellarreflex in normaler Weise auslösbar.

In den nächsten Tagen zunehmende Unruhe und Schlaflosigkeit unter Steigerung der Schmerzen des ganzen Stammes. Deutliche Nackensteifigkeit, Sehnenreflexe jetzt gesteigert, Kernigsches Zeichen jetzt positiv, Lumbalpunktion am 7. VI. ergibt klaren Liquor unter einem Druck von 500 ccm Wasser, positive Nonne- und Pandyreaktion, vermehrten Zellengehalt (112 pro ccmm), aber keine Mikroorganismen. Wassermannreaktion bis 0,2 negativ. Am nächsten Tage leichte rechtsseitige Fazialis- und Abduzensparese, linksseitige Ptosis. Zwischen 12. und 14. VI. eine Temperatursteigerung bis 38,8°. Alle 2 Tage therapeutische Lumbalpunktion, zunächst ohne Erfolg. Am 14. VI. Beginn einer Schmierkur, die sofort ein Nachlassen aller Erscheinungen im Gefolge hat, so daß bereits am 18. VI. keine Lähmungserscheinungen im Gesicht mehr zu finden sind und die

Schmerzen fast völlig aufgehört haben. Am 23. VI. tritt, als die Patientin bereits wieder völlig beschwerdefrei geworden war, abends von neuem Kopfschmerz und Unruhe mit Erbrechen, Schlaflosigkeit, auffallender Gesichtsröte und Schmerzhaftigkeit in allen Stammuskeln auf. Kein Fieber, Pulsfrequenz normal, zwischen 80 und 100. Lumbalpunktion am 30. VI.: keine Druckerhöhung, klarer Liquor, ohne Eiweißreaktionen. Langsam weitere Besserung unter Fortsetzung der Schmierkur. Am 6. und 9. VII. neue Temperatursteigerungen, die sich eine Zeitlang fortsetzen. Am 17. VII. ergibt die Lumbalpunktion Druck 250, klarer Liquor, ohne Eiweißreaktionen, Zellvermehrung bis 52. Von 0,4 bis 1,0 ccm ausgesprochene Hemmung bei der Wassermannreaktion. Schmierkur wird fortgesetzt. Danach fortschreitende Besserung. Am 26. VII. zeigt sich auf der linken Seite der Stirn ein harter Knoten, haselnußgroß, dem Knochen oder Periost angehörig, ebenso eine ähnliche Verdickung auf dem oberen Teile des Sternums. Beide Stellen sind lebhaft druckschmerzhaft und schmerzen spontan besonders nachts. Gleichzeitig werden die myalgischen Schmerzen geringer und hören schließlich ganz auf. Da Jodkalium nicht vertragen wird, wird Salvarsan gegeben, unter dessen Einwirkung sich die Knoten zurückbilden. Annähernd geheilt auf Wunsch entlassen.

Wie dieser Fall von leichter Gehirnhautreizung — trotz anfangs fehlender Wassermannscher Reaktion wahrscheinlich luetischen Ursprungs — der Myalgia dorsalis in seinen Symptomen außerordentlich ähnlich sieht, so auch andere, deren Entstehungsweise uns meist noch unklar ist. Wenn dabei die Schmerzen in ausgesprochener Weise den sensiblen Nervenwurzeln entlang ziehen, so daß sie deutlich neuralgischen Charakter haben, spricht man auch wohl von Wurzelschmerzen (Radikalgie oder Radikulitis), ein Zustand, der in seinem Wesen wohl kaum von dem Myalgia dorsalis verschieden sein dürfte. Ich führe auch hierfür ein Beispiel an.

Fall von Radikalgia dorsolumbalis.

M....., 26 Jahre altes Polenmädchen, in der medizinischen Klinik beobachtet vom 5. VI. bis 6. IX. 1915. Klagt seit einem halben Jahr über Stechen auf beiden Seiten der Brust und im Rücken bei Ruhe und bei Bewegungen mit teilweise sehr heftigen Steigerungen, „so daß sie laut schreien möchte". Nachts viel Schwitzen. Einmal vor 2 Wochen gebrochen, sonst keine weiteren Störungen. Große und kräftig gebaute Person. Brustkorb elastisch, gut beweglich. Schon bei tiefen Atemzügen, noch mehr bei Druck auf die seitliche Brustwand und die Muskulatur neben der Wirbelsäule werden heftige Schmerzen geklagt. Die Schmerzen laufen entlang den Zwischenrippenräumen. Besonders beteiligt ist der 6. und 7. Zwischenrippenraum beiderseits im ganzen Verlaufe. Die Rippen selbst und die Wirbel sind nicht druckschmerzhaft. Neben den Dornfortsätzen besteht aber Druckschmerzhaftigkeit der Muskulatur vom Nacken bis hinab zum Kreuzbein. Ferner ist schmerzhaft die Gegend beider Schultern und die Bauchmuskulatur, besonders links. Die inneren Organe und das Nervensystem im übrigen normal. Abgesehen von den ersten 2 Tagen, wo die Temperatur 38,2°, erreicht, keine Fieberbewegungen. Im Blute Wassermannreaktion negativ. Die Lumbalpunktion ergibt erhöhten Druck (190 mm Wasser), aber klare Flüssigkeit, ohne Eiweißreaktionen. Nach derselben äußerst heftige Schmerzen in den bezeichneten Stellen für einige Tage, dann aber bedeutendes Nachlassen. 8 Tage später stellen sich die Schmerzen wieder von neuem ein, und zwar dieses Mal mehr entlang den unteren Zwischenrippennerven. Es wird physiologische Kochsalzlösung, je 15 ccm, in die Gegend der Austrittstellen dieser Nerven neben der Wirbelsäule eingespritzt. Danach, sowie nach Anwendung von Diathermie langsame, schließlich vollständige Besserung. Die Röntgendurchleuchtung der Wirbelsäule auf der Höhe der Erkrankung zeigt keinerlei Veränderungen, sie war stets bei den Untersuchungen gut beweglich. Die Patientin klagte auch über Magenbeschwerden, die aber wahrscheinlich nur durch die Bauchdeckenschmerzen vorgetäuscht waren, denn die chemische, röntgenologische und motorische Untersuchung des Magens ergab durchaus normale Verhältnisse. Im Stuhlgang bei fleischfreier Kost kein latentes Blut. Mit dem Nachlassen der übrigen Beschwerden schwanden auch die Magenschmerzen.

Fall von Karzinomatose der Wirbelsäule unter dem Bilde der Myalgie.

Ida L....., Bahnarbeiters-Frau, 40 Jahre, aus Carsdorf, beobachtet vom 10. IV. bis 12. V. 17.

Außer Kinderkrankheiten stets gesund. Hat 8 gesunde Kinder. Vor $^1/_2$ Jahr Geschwulst an der rechten Brust, die durch Operation entfernt wurde. Seitdem niemals wieder richtig wohl gefühlt. Bald nach der Entlassung aus der Klinik bekam sie Rückenschmerzen, Schmerzen im ganzen Brustkorb und im linken Oberschenkel. Alle Bewegungen verursachen heftige Schmerzen, so daß sie sich beim Gehen kaum noch gerade halten konnte.

Kleine Frau in leidlichem Ernährungszustande, aber mit blassem Gesicht. Keine Ödeme, keine Drüsenschwellungen. kein Fieber. Geht etwas gebeugt, zusammengesunken, kann sich aber mit Schmerzen geraderichten und alle Bewegungen ausführen. In der Gegend der oberen Brustwirbel ist die Wirbelsäule ein ganz wenig nach rechts ausgebogen und hier auch deutlich bei Druck schmerzhaft. Im übrigen ist sie aktiv und passiv beweglich, wenn auch unter großen Schmerzen. Kopf, Arme, Beine ebenfalls gut beweglich, alle Gelenke frei, keine Atrophie der Muskulatur, keine Abnahme der willkürlichen Kraft. Sehnen- und Hautreflexe überall normal. Keine Störung der Empfindung, nur sind die Muskeln, welche als schmerzhaft bezeichnet werden, auch bei Druck schmerzempfindlich. Die Narbe an der rechten Brust ist nicht gereizt oder verhärtet. Keine Drüsenschwellungen in der rechten Achselhöhle. Die inneren Organe ohne krankhaften Befund. Im Röntgenbild der oberen Brustwirbelsäule sieht man innerhalb verschiedener Wirbelkörper verwaschene Knochenstruktur, welche zweifellos durch eingelagertes Krebsgewebe bedingt ist.

Ganz ähnlich wie hier pflegen andere verborgene Erkrankungen der Wirbelsäule zu verlaufen, z. B. Markgeschwülste (Myelome), Entzündungen (Spondylitis), Tuberkulose der Wirbelkörper, ehe sie durch das Hervortreten anderer Erscheinungen deutlich werden.

Die oben bereits erwähnte Torticollis spastica, der rheumatische Schiefhals, beruht auf einer krampfhaften Anspannung eines Kopfnickermuskels (musc. sterno-cleido-mastoideus) infolge myalgischer resp. neuralgischer Schmerzen. Infolge des Krampfes wird der Kopf nach einer Seite derart gedreht, daß sich das Ohr der Brust nähert. Der Zustand geht vorüber, wenn die Schmerzen nachlassen. Es gibt aber

Fälle, wo sich daraus zuckende Bewegungen derselben Art entwickeln, die schließlich in Dauerzustände übergehen. Im Gesicht kommen derartige unwillkürliche Zuckungen, die Tic convulsif genannt werden, häufiger vor, es handelt sich dabei wahrscheinlich um im Unterbewußtsein fixierte Abwehrbewegungen gegen schmerzhafte Empfindungen in den betreffenden Muskeln, die schließlich einen selbständigen Charakter angenommen haben und nun als eine besondere Abart isolierter hysterischer Bewegungsstörungen („Maladie des tics") fortbestehen.. Es gibt aber auch verschiedene Formen organisch bedingten Schiefhalses, die nicht wieder ausgleichbar sind und durch Erkrankungen der Halswirbel oder durch Verletzungen des Kopfnickermuskels während des Geburtsaktes entstehen. Auch hier sind also Verwechselungsmöglichkeiten vorhanden.

Dasselbe gilt für die Lendenmyalgie, die Lumbago, die übrigens keineswegs immer blitzartig (als Hexenschuß) einsetzt, sondern auch mitunter langsam sich entwickeln und einen chronischen Verlauf nehmen kann. Ehe man ihre Diagnose als gesichert ansehen kann, müssen unter Umständen Erkrankungen der Beckenknochen (Tuberkulose, Osteomalaxie), der Beckeneingeweide, des Lendenmarkes und der daraus entspringenden, noch eine Strecke weit im Wirbelkanal verlaufenden Rückenmarkswurzeln (des sogenannten Pferdeschwanzes) ausgeschlossen werden. Häufiger als diese führen beginnende Erkrankungen der Hüftgelenke (Koxitis) und die Neuralgie des Hüftnerven, die sogenannte Ischias, zu Schwierigkeiten der Diagnose. Die Abgrenzung gegenüber der Koxitis, bei der die Schmerzen, wie ich mich wiederholt überzeugt habe, manchmal auch in den Gesäßmuskeln und in den Oberschenkelmuskeln sitzen und sogar gelegentlich auf Druck auslösbar sein können, sollte eigentlich durch eine genaue Untersuchung immer gelingen. Dagegen ist es nicht möglich, die Myalgia lumbalis von der Neuralgia lumbalis und der Ischias regelmäßig abzugrenzen, weil diese Krankheiten so häufig miteinander verbunden sind und ineinander übergehen, daß sie als ein einheitliches Leiden aufgefaßt werden müssen. Minor, der diese Schwierigkeit schon vor Jahren herausgefühlt hat, glaubte aus der verschiedenen Art und Weise, wie sich die Kranken aus der sitzenden Stellung erheben, auf die speziell beteiligten Gewebe schließen zu können, aber seine Ratschläge sind unbrauchbar, da die Kombinationen häufiger sind, als die Beschränkung auf einzelne Nerven- resp. Muskelgebiete. So ist es meist auch am Arm (Goldscheider). Doch ich will der späteren ausführlicheren Besprechung dieses Kapitels nicht weiter vorgreifen.

Myalgien im Bereiche des Brustkorbes werden oft verkannt, indem versteckte Erkrankungen des Brustfells, der Lungen, des Herzens und der großen Gefäße als Ursache der Schmerzen angenommen werden. Daß sie nicht immer mit Sicherheit ausgeschlossen werden können, muß trotz der Vervollkommnung unserer diagnostischen Hilfsmittel durch das Röntgenverfahren zugegeben werden. Unsicherheit in bezug auf das eigene Können, mangelnde Erfahrung und Unkenntnis der myalgischen Prozesse sind aber gewiß wesentlich häufiger schuld an der Fehldiagnose. Die sog. Zwischenrippennervenneuralgie, stechende Schmerzen entlang einem oder mehreren Zwischenrippenräumen, ist ein sehr gewöhnliches Übel, das durchaus nicht immer nur Begleiterscheinung eines tiefer gelegenen Prozesses, sondern oft ein selbständiges Leiden ist. Es läßt sich von der Myalgie der Zwischenrippenmuskeln, Brust- und Rückenmuskeln nur selten ganz scharf trennen. Von den Patienten wird es allerdings gewöhnlich von vornherein als „Herzstiche" oder „Lungenstiche" aufgefaßt und dem Arzt unterbreitet. Wenn daneben über Husten, Atembeschwerden oder Beklemmung geklagt wird, so gehört allerdings von seiten des Arztes genaue Kenntnis der in Frage kommenden Herz- und Lungenaffektionen dazu, um ihr Vorhandensein auszuschließen. Ich kann im Rahmen dieser Darstellung nicht auf alle Details eingehen, ohne die ganze Pathologie der Herzneurosen aufzurollen, und will deshalb nur die allgemein bekannte Tatsache hier betonen, daß Schmerzen in der Herzgegend, die durch äußeren Druck ausgelöst oder verstärkt werden können, beim Fehlen aller übrigen Symptome von Herzerkrankungen in der Regel myalgische oder neuralgische sind. Daß die Lungen als solche nicht schmerzen, sondern nur die Lungenoberfläche, das Lungen- und Rippenfell, ist jedem Arzt geläufig. Schmerzen im Bereiche des Brustkorbes, die auf die Lunge bezogen werden müssen, beruhen auf Mitbeteiligung des Rippenfells, die bei genauer Untersuchung in den meisten Fällen durch Behorchen festgestellt werden kann. Das gilt auch für die Tuberkulose, bei der vorübergehende umschriebene Rippenfellreizungen offenbar die Ursache der namentlich von amerikanischen Autoren studierten „Muskelrigidität" des Brustkorbes sind (Pottenger).

Alle diese Schwierigkeiten werden aber noch in Schatten gestellt durch die zahlreichen Verwechselungsmöglichkeiten der myalgischen Affektionen der Bauchdecken mit schmerzhaften Erkrankungszuständen der innerhalb der Bauchhöhle gelegenen Organe: des Magendarmkanals, der Leber, der Milz, der Bauchspeicheldrüse, der Nieren und der ableitenden Harnwege. Ich könnte, wenn ich diese Schwierigkeiten im einzelnen durchsprechen wollte, einen ganzen Band damit füllen, wie es jüngst Ortner im ersten Teil seiner verdienstvollen klinischen Symptomatologie innerer Krankheiten getan hat. Da das nicht gut angängig ist, be-

schränke ich mich auf einige allgemeinere Gesichtspunkte, wobei ich auf frühere Ausführungen von mir über diesen Gegenstand verweise.

Myalgien der Bauchmuskeln sind zweifellos viel häufiger als man nach ihrer Würdigung in den Lehr- und Handbüchern erwarten sollte; sie können, wie die Lumbago, recht heftig werden, sie können längere Zeit dauern und sie brauchen auch durchaus nicht immer zu „wandern“ oder mit Muskelschmerzen an anderen Körperstellen verbunden zu sein. Wenn sie auch in der Regel mehr diffus über den ganzen Bauch ausgebreitet sind, als die von inneren Organen selbst ausgehenden Schmerzen, so gibt es doch auch hiervon Ausnahmen, was offenbar damit zusammenhängt, daß die Anordnung der Nervenzentren im Rückenmark nach den einzelnen Abschnitten der Muskeln (Segmenten) geordnet ist, die z. B. in den geraden Bauchmuskeln durch abschnittsweise Zwischenschaltung von Sehnensträngen (inscriptiones tendineae) zum Ausdruck kommt (vgl. Ibrahim und Hermann, Strasburger, Minkowski, Salecker). Gesellt sich dazu ein umschriebener Krampfzustand der schmerzhaften Muskelabschnitte, welcher die Betastung erschwert, so entstehen weitere Täuschungsmöglichkeiten, denn wir begegnen derartigen reflektorischen Spannungszuständen auch bei Erkrankungen der darunter liegenden Organe, sobald sie zu einer Reizung des Bauchfells führen (sogenannte défense musculaire).

Ein, wenn auch durchaus nicht untrügliches Merkmal für den Sitz der Schmerzen in den Bauchdecken, ist, daß sie nur bei ihrer Anspannung (beim Husten, Pressen, Aufsitzen oder Gehen) auftreten oder doch wenigstens sich steigern, während sie bei ruhiger Rückenlage bis zum Verschwinden nachlassen. Sie teilen diese Eigentümlichkeit mit den übrigen Myalgien (s. S. 3). Demgegenüber halten die von inneren Organen ausgehenden Schmerzen sehr gewöhnlich auch während größter Ruhelage an (z. B. Blinddarmentzündung, Gallen- und Nierensteinkoliken), oder sie stehen in zeitlichem Zusammenhang mit den Funktionen dieser Organe (z. B. Nahrungsaufnahme und Darmentleerung bei schmerzhaften Erkrankungen des Verdauungskanals), was für die Myalgien nur soweit in Betracht kommt, als die Bauchpresse dabei beteiligt ist. Weniger verwertbar als das Moment der Bewegung ist der lindernde Einfluß der Wärme, weil er auch bei inneren Leiden in der Regel deutlich ausgesprochen ist.

Die wertvollste Untersuchungsmethode der Bauchorgane ist die Betastung, und der Arzt, welcher sie beherrscht, wird auch am ehesten über den wahren Sitz des Schmerzes Klarheit gewinnen. Plötzliches, brüskes Eindrücken des Bauches mit den Fingern löst stets, zumal wenn es nicht ganz unerwartet kommt, eine reflektorische Anspannung der Muskeln aus. Die myalgisch affizierten Bauchmuskeln reagieren darauf mit heftigem Schmerz, während vorsichtiger, ganz allmählich gesteigerter Druck mit der ganzen Handfläche (sogenannte einschleichende Tiefenpalpation), welcher den Reflex ausschaltet, keine Schmerzen auslöst. Diese treten aber sofort wieder hervor, wenn man jetzt den Kranken (mit eingedrückter Untersuchungshand) sich im Bette aufsitzen läßt. Bei Erkrankungen innerer Organe verhält es sich gewöhnlich umgekehrt: der Schmerz tritt erst in dem Moment auf, wo man das kranke Organ (die Gallenblase, Leber, Niere, den Darm) unter dem Finger hat. Eine Zeitlang galt es in der Medizin als ausgemacht, daß die Baucheingeweide an sich überhaupt nicht fähig seien, schmerzhafte Empfindungen auszulösen, daß dazu erst eine Reizung des Bauchfells (Peritoneum), welches sie alle überzieht, notwendig sei. Aber diese Hypothese ist durch die gründlichen Untersuchungen L. R. Müllers ad absurdum geführt. Die Empfindungsnerven der inneren Organe gehören allerdings einem ganz anderen System an, als die der äußeren, nämlich dem sogenannten viszeralen oder vegetativen Nervensystem, deren ins Rückenmark einstrahlende Fasern (die rami communicantes) erst hier mit den sensiblen Leitungsbahnen des zerebrospinalen Nervensystems, welches die Fasern aus der Peripherie führt, in Berührung treten (vgl. das Schema in Fig. 4, Taf. III).

An diesen Übergangsstellen im Rückenmark findet nun bei starker Schmerzhaftigkeit nicht selten eine Ausbreitung der Schmerzreizung statt, welche zu einer Ausstrahlung der Erregungen des viszeralen Systems in das Gebiet der in gleicher Höhe eintretenden zerebrospinalen Bahnen führt. Das äußert sich darin, daß in gewissen Zonen (nach ihrem Entdecker gewöhnlich als Headsche Zonen bezeichnet) des Muskel- und Hautgebietes in der Umgebung des erkrankten inneren Organes Schmerzen auftreten, welche unter Umständen so dominieren, daß sie den eigentlichen Ausgangspunkt des Schmerzes ganz verdecken und zu der irrtümlichen Annahme einer selbständigen Myalgie oder Neuralgie verleiten. Nach meinen Erfahrungen können diese symptomatischen Myalgien sogar die Erkrankung des inneren Organes, welche sie ausgelöst hatte, überdauern und damit tatsächlich einen selbständigen Charakter annehmen. Man muß sich deshalb bei allen schmerzhaften Affektionen der Bauchdecken die Frage vorlegen, ob sie wirklich als ein primäres Leiden, als eigentliche Myalgie, aufzufassen sind oder nur als Begleiterscheinung eines vielleicht augenblicklich nur latenten Leidens eines inneren Organes. Wie sehr dadurch die feinere Unterscheidung, die Differentialdiagnose, beispielsweise zwischen einer Gallenblasenerkrankung und einer Bauchmyalgie, oder einer Herzerkrankung und einer Zwischenrippenmyalgie, erschwert wird, brauche ich nicht weiter auszuführen. Hier stehen wir tatsächlich an der Grenze der wissenschaftlichen Erkenntnis. Offenbar spielen derartige Ausbreitungen (Irradiationen) des Reizzustandes der Nerven resp. der zu ihnen gehörigen Ganglienzellen auf benachbarte Fasern und Zellen in der menschlichen Pathologie eine erhebliche Rolle. Ich erinnere nur daran, daß bei empfindlichem Darm ein Kältereiz, welcher die Bauchhaut trifft, nicht selten Kolik und Durchfälle auslöst (die umgekehrte Übertragung des peripheren Reizes auf ein inneres Organ), daß heftige Schmerzen an den Extremitäten durch Übertragung auf die Gefäßnerven zur Ohnmacht führen können und dergleichen mehr. Nach Goldscheider sind diese Verhältnisse auch für die Auslösung der Kältemyalgie von entscheidender Bedeutung. Darüber später.

Von den Erkrankungen der Bauchorgane, welche am häufigsten mit Myalgien der Bauchdecken verwechselt werden, nenne ich das Magen- und Zwölffingerdarmgeschwür und die verschiedenen Erkrankungszustände der Gallenblase mit ihren Folgezuständen, speziell den Verwachsungen ihres Bauchfellüberzuges, ferner die chronische Blinddarmentzündung und die umschriebenen Erkrankungen des Dickdarms. Auf die Mitteilung von Beispielen verzichte

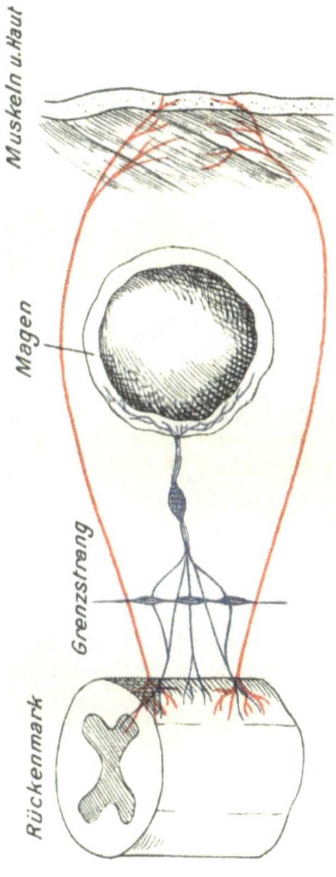

Fig. 4.

Schematische Darstellung der Verbindung der schmerzleitenden Fasern des zerebrospinalen (rot) und des viszeralen (blau) Nervensystems beim Eintritt in das Rückenmark.

A. Marcus & E. Weber's Verlag in Bonn.

ich, da sie wohl jedem erfahrenen Praktiker schon untergelaufen sind. Den entscheidenden Beweis des Irrtums bringt oft genug erst die unter falscher Diagnose vorgenommene Operation oder das plötzliche Überspringen der Myalgie auf andere Muskelgebiete. Bei einem meiner Söhne, der von mir die Neigung zu myalgischen Affektionen geerbt hat, habe ich wiederholt das Auftreten flüchtiger Muskelschmerzen in der Gegend des Blinddarms konstatieren können, die unter anderen Bedingungen leicht zur Annahme einer Appendizitis geführt hätten. Er ist nicht das einzige Beispiel aus meiner ärztlichen Tätigkeit, und ich sage gewiß nicht zu viel, wenn ich behaupte, daß manche unschuldigen Wurmfortsätze des Blinddarms die ungenügende Bekanntschaft der Ärzte mit der Bauchmyalgie mit ihrer operativen Entfernung haben büßen müssen (vgl. Keith).

B. Beziehungen zu anderen Krankheiten.

1. Andere Muskelerkrankungen.

Bei einem Kranken mit chronischer Myalgie hat Salzberger die Entwicklung eines eigentümlichen Zustandes erhöhter Erregbarkeit der Muskeln beobachtet, die unter dem Namen der Myotonie bekannt und gerade in letzter Zeit viel studiert worden ist. Da diese Kombination bisher von keiner anderen Seite bestätigt worden ist, und mir selbst niemals etwas Ähnliches begegnet ist, glaube ich hier nicht näher darauf eingehen zu sollen. Ebensowenig brauchen wir die seltenen Zustände von Volumsvergrößerung der Muskeln (Muskelhyptertrophie) im Anschluß an Krampf (Schultze), Venenentzündungen (v. Bechterew) oder Nervenentzündungen (H. Curschmann) in den Bereich unserer Betrachtungen zu ziehen, da sie schwerlich mit der eigentlichen Myalgie verwechselt werden dürften. Daß auch Volumsabnahme (Atrophie) nicht zum Symptomenbilde der Myalgie gehört, obwohl es immer behauptet wird, darauf habe ich bereits S. 15 hingewiesen.

Mayerhofer hat bei durch körperliche Anstrengung erschöpften Soldaten häufig eine mechanische Übererregbarkeit der Muskulatur gesehen, derart, daß beim Beklopfen der Muskeln wulstförmige umschriebene Zusammenziehungen — ganz ohne Schmerzen — auftreten. Diese, übrigens längst unter dem Namen der idiomuskulären Kontraktion bekannte Erscheinung, die man sehr gewöhnlich auch bei Schwindsüchtigen im Stadium vorgeschrittener Abmagerung konstatieren kann, habe ich bei der Myalgie niemals gesehen. Wohl aber habe ich gelegentlich unwillkürliche Zuckungen einzelner Muskelbündel, die zu wellenartiger Bewegung der Muskeloberfläche führen (sogenannte Myokymie), beobachtet, ein Symptom, daß bei Nervenentzündungen, aber auch sonst hin und wieder bei Überanstrengungen und Verletzungen der Muskeln und bei gewissen Vergiftungen gefunden wird. Ich erwähne es nur der Vollständigkeit halber.

Die eigentliche Muskelentzündung, Myositis oder Polymyositis (weil sie gewöhnlich eine große Anzahl Muskeln befällt), auch Dermatomyositis genannt (wegen der Mitbeteiligung der Haut), hat mit der Myalgie gar nichts zu tun, obwohl sie wegen angeblicher Entstehung aus „Erkältungen“ vielfach mit dem vieldeutigen Zusatz „rheumatica“ versehen wird. Diese Krankheit verläuft mit Fieber und teigiger Anschwellung der befallenen Muskeln (oft der gesamten erkennbaren Muskulatur), die ungemein schmerzhaft und zu jeder Bewegung unfähig sind. Nicht selten ist die Haut über den Muskeln mit Flüssigkeit durchtränkt (ödematös) und mit Ausschlägen verschiedener Art bedeckt. Jede, auch die leiseste Berührung der Muskulatur verstärkt die Schmerzen ganz außerordentlich. Die Muskeln fühlen sich teigig oder matschig an. Die Krankheit, welche offenbar auf einer Infektion beruht, kann tödlich enden. Sick und später Curschmann haben ein epidemieartiges Auftreten der Krankheit beschrieben. Bei Heilung bleibt oft längere Zeit Muskelschwund (Atrophie) zurück. Bei der anatomischen Untersuchung findet sich das ganze Muskelgewebe entzündet, d. h. mit Zellen durchsetzt, während die Muskelfibrillen selbst zum Teil zerfallen sind. Die folgende Abbildung, welche ich dem Oppenheimschen Lehrbuche entnommen habe, läßt das deutlich erkennen (Fig. 5, Taf. IV). Es kommen auch weniger stürmisch verlaufende Fälle vor, wo nur einzelne Abschnitte der Muskeln betroffen werden, so daß umschriebene Schwellungen oder Knotenbildungen auftreten, aus denen dann später bei der Heilung harte, unempfindliche Muskelschwielen hervorgehen. Diese Fälle werden ganz besonders gern als „rheumatische Muskelentzündungen“ oder „rheumatische Muskelschwielen“ bezeichnet, weil sie anatomisch eine große Ähnlichkeit mit den Herzerkrankungen nach Muskelrheumatismus, die von Aschoff und Geipel beschrieben worden sind, aufweisen. Man findet nämlich hier keine diffuse Entzündung des Muskels, sondern knötchenförmige Anhäufungen von kleinen weißen Blutkörperchen (Lymphozyten) im Gewebe zerstreut (vgl. Fig. 6 nach Grauhan, Taf. IV). Derartige Knötchenbildungen mit entsprechenden Schmerzen finden sich hin und wieder auch an den Sehnenscheiden und in der Umgebung der Gelenke, und dann spricht man von Rheumatismus nodosus. Der fundamentale

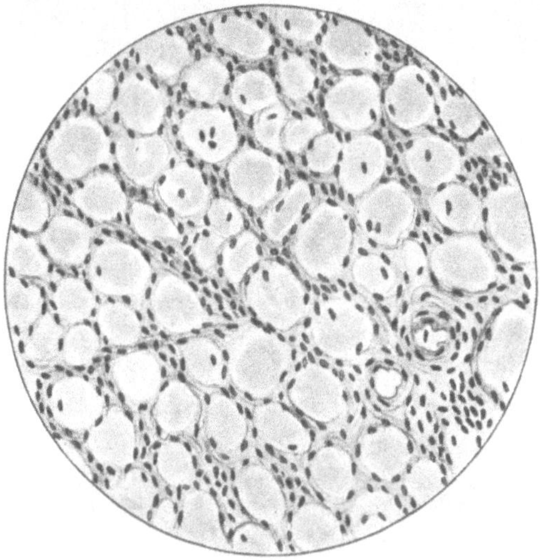

Fig. 5. Myositis (diffusa) nach Oppenheim.

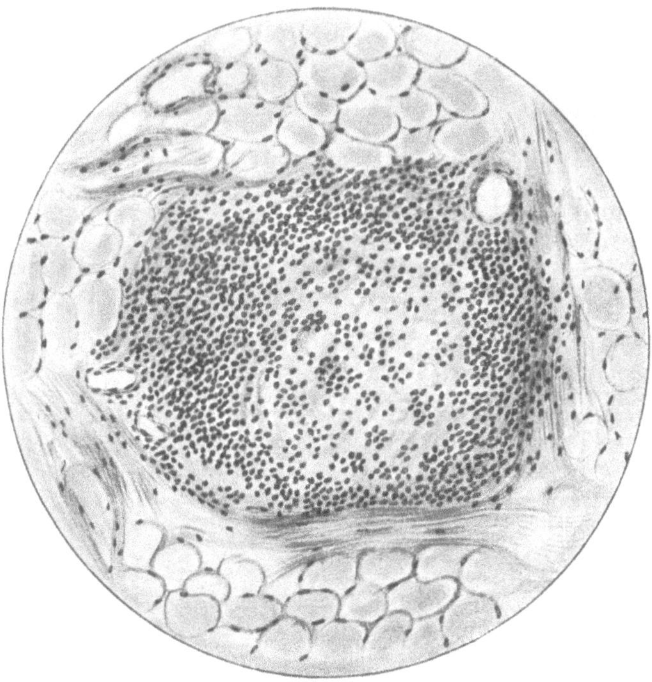

Fig. 6. Myositis („rheumatica") nach Grauhan.

A. Marcus & E. Weber's Verlag in Bonn.

Unterschied aller dieser Krankheitsprozesse gegenüber der Myalgie besteht darin, daß bei dieser, wie später noch eingehend zu besprechen sein wird, eben keinerlei anatomische Veränderungen im Muskel nachgewiesen werden können, so daß er im mikroskopischen Präparat (Fig. 7—9, S. 47) genau so aussieht wie ein gesunder Muskel. Alle Angaben über Knoten- und Schwielenbildungen im Muskel bei der Myalgie seitens der Ärzte und ärztlichen Masseure beruhen auf Verwechselung entweder mit derartigen Fällen von umschriebener Myositis, wie ich sie eben geschildert habe, oder mit umschriebenen Spannungszuständen (Spasmen) der schmerzhaften Muskeln (s. o. S. 12), oder endlich mit normalen Gebilden (z. B. den knötchenförmigen Verdickungen der Sehnenansätze an die Knochen). Näheres darüber in Abschnitt III. Hier sei nur noch der seltenen Knochenbildungen in den Muskeln gedacht, die als Folgen eines sich immer wiederholenden Druckes („Reitknochen") oder umschriebener Entzündungsprozesse (Myositis ossifisans) sich bilden können und als Raritäten in den anatomischen Sammlungen aufbewahrt werden.

Wenn bei genauer Untersuchung eine Verwechselung aller bisher genannten Zustände mit der Myalgie eigentlich ohne Schwierigkeiten vermieden werden könnte, so gibt es doch einige andere, bei denen sie eher verzeihlich erscheint, und zwar die folgenden: gewisse leichte Fälle von Wundstarrkrampf (Tetanus), die Trichinenkrankheit und die sogenannte Schüttellähmung (Paralysis agitans), nämlich wenn sie ohne Schütteln verläuft. Während der ausgebildete Wundstarrkrampf mit hohem Fieber, dauernden oder periodischen äußerst schmerzhaften Krampfzuständen der Muskeln und mit anderen Symptomen verläuft, die nicht zu verkennen sind, kann sich das Symptomenbild bei den leichtesten Fällen in zeitweiligen schmerzhaften Zusammenziehungen einzelner Muskeln oder Muskelgruppen erschöpfen. Ebenso kann bei der Trichinenerkrankung (bei der bekanntlich die Parasiten in die Muskeln einwandern und sich dort verkapseln) in leichten Fällen die Schmerzhaftigkeit und Spannung der Muskulatur das Krankheitsbild so beherrschen, daß der wahre Zusammenhang der Dinge verkannt wird. Bei der Schüttellähmung endlich besteht, wenn sie ohne ausgesprochenes Zittern verläuft, eine höchst eigenartige Steifigkeit der gesamten Muskulatur mit einer Langsamkeit der Bewegungen, die den Eindruck einer rheumatischen Versteifung der Glieder erwecken kann, allerdings wohl mehr bei den Laien als bei den Ärzten. Denn der Arzt kann leicht feststellen, daß diese Patienten nur über Steifigkeit und überhaupt nicht über Schmerzen klagen, und daß die Steifigkeit nicht in einer Störung der Muskelbeweglichkeit, sondern lediglich in einer erschwerten Innervation besteht. Bei der chronischen Myalgie ist es gerade umgekehrt: die Kranken könnten ihre Muskeln wohl innervieren und gebrauchen, aber sie tun es nicht gern, weil ihnen das Schmerzen verursacht.

2. Gelenkerkrankungen.

Der Gelenkrheumatismus hat mit dem Muskelrheumatismus außer dem sehr verfänglichen Namen „Rheumatismus“ gewisse Merkmale gemeinsam, welche es verständlich erscheinen lassen, daß diese beiden, im Grunde völlig verschiedenartigen Krankheiten von den Laien so häufig durcheinander geworfen und miteinander verwechselt werden. Beide verlaufen akut, intermittierend oder chronisch, ihre Schmerzen werden durch Bewegungen gesteigert und zeigen die Eigentümlichkeit des Wanderns oder Herumziehens (Rheuma), beide stehen nach allgemein verbreiteter Meinung in ursächlichem Zusammenhang mit „Erkältungen“. Vom ärztlichen Standpunkte aus betrachtet sind freilich diese verschiedenen Merkmale ganz nebensächlicher Natur; in der Hauptsache, der Art und Lokalisation des Krankheitsprozesses sind sie völlig verschieden.

Der akute Gelenkrheumatismus (Polyarthritis acuta) ist in ausgesprochenen Fällen eine fieberhafte Erkrankung, welche nicht bloß mit Schmerzen, sondern mit deutlich erkennbaren entzündlichen Veränderungen in den Gelenken verläuft, sehr häufig das Herz und unter Umständen auch andere Organe (Haut, Nieren) mitbeteiligt und sich dadurch, sowie durch den oft nachweisbaren Zusammenhang mit vorausgegangenen infektiösen Erkrankungen der Gaumenmandeln als allgemeine Infektionskrankheit mit vorwiegender Beteiligung der Gelenke manifestiert. Wissen wir doch, daß auch bei anderen Infektionen (Blutvergiftung, Tripper, Ruhr, Scharlach usw.) die Gelenke nicht selten in ganz ähnlicher Weise wie bei der Polyarthritis acuta erkranken. Bei leichtesten Fällen, zumal bei Rückfällen, können allerdings Fieber und Schwellungen der Gelenke ganz fehlen, so daß lediglich die Schmerzhaftigkeit als Symptom übrig bleibt. Die chronischen Gelenkerkrankungen sind sowohl in anatomischer wie in ätiologischer (ursächlicher) Hinsicht außerordentlich verschiedenartig; neben Schwellungen der Gelenke durch Flüssigkeitserguß oder Wucherungen kommen Versteifungen durch Verwachsungen der Gelenkflächen, aber auch Abschleifungen der Knochenenden mit Schlottergelenkbildungen und alle möglichen deformierenden Prozesse vor. Außer Infektionen verschiedener Art sind an ihrem Zustandekommen Stoffwechselstörungen (Gicht) und Giftwirkungen, ferner Nervenkrankheiten (Rückenmarksschwindsucht) beteiligt.

Es wäre trotzdem verkehrt, wenn man alle Beziehungen zwischen Muskel- und Gelenkerkrankungen kurzerhand in Abrede stellen wollte. Dazu sind doch beide Organe anatomisch und funktionell viel zu eng miteinander verknüpft. Im folgenden will ich versuchen, diese Beziehungen näher zu analysieren.

Schon wiederholt ist darauf hingewiesen worden, daß sich im Anschluß an Gelenkerkrankungen verschiedenster Art, auch an solche von akut entzündlichem Charakter, sehr häufig eine Volumsabnahme (Atrophie) der umgebenden Muskeln, zumal der Streckmuskeln des betreffenden Gelenkes, entwickelt. Diese, gelegentlich sehr schnell einsetzende arthrogene Atrophie bereitet der Erklärung große Schwierigkeiten. Lange Zeit dachte man an eine durch nervöse Reflexe vom Rückenmark aus verursachte Störung, aber die neuesten exakten Untersuchungen von Schiff und Zack widersprechen dieser Auffassung entschieden und plädieren für eine Folge der Stillegung der Muskeln (Inaktivitätsatrophie). Indessen auch gegen diese Ansicht lassen sich gewichtige Gründe anführen, vor allem der, daß bei unfreiwilligem Nichtgebrauch der Muskeln ohne Beteiligung der Gelenke (hysterische Lähmungen, schmerzhafte Muskelerkrankungen) Atrophien von derartigem Umfange und derartiger Intensität nicht beobachtet werden. Gerade der Umstand, daß bei Myalgien, auch wenn sie zu länger dauernder Untätigkeit der befallenen Muskeln führen, keine Atrophie eintritt, bildet ein wichtiges Unterscheidungsmerkmal dieses Leidens gegenüber der Gelenkerkrankungen.

Strümpell ist der Meinung, daß die arthrogene Atrophie sich in manchen Fällen wohl so erklären läßt, daß der entzündliche Prozeß sich über die Gelenkkapsel auf die Umgebung der Gelenke, die Sehnenansätze und die Sehnenscheiden, fortsetzt. Daß dieses vorkommt, unterliegt keinem Zweifel, ja es gibt Fälle, wo die Sehnenscheiden durch deutliche Schwellungen ihre Beteiligung an der Gelenkerkrankung verraten. Ich führe ein Beispiel aus meiner Praxis an:

Bertha F....., 26jährige Kellnerin, beobachtet vom 12. V. bis zum 1. VI. 1906. Seit September 1905 rheumatische Schmerzen in verschiedenen Gelenken, angeblich ohne Fieber. Seit dem 10. V. 1906 Fieber mit Frösteln, Schmerzen und Steifigkeit zuerst im rechten Mittelfinger, dann in den Fußgelenken und im rechten Knie. Es sollen auch Anschwellungen dieser Gelenke bestanden haben. Bei der Aufnahme sind diese nicht mehr nachweisbar, auch das Fieber ist zurückgegangen. Im Laufe der nächsten Tage bilden sich unter Schmerzen und Rötung der Haut rundliche und länglich umschriebene Schwellungen in der Umgebung verschiedener Gelenke (Fuß, Knie, Hand) aus, bei denen manchmal gleichzeitig das betreffende Gelenk ebenfalls geschwollen erscheint. Sie bestehen einige Stunden bis zu einem Tage, um dann wieder zu verschwinden. Tripper läßt sich nicht nachweisen, auch sonst keine Eingangspforte. Nach 10 Tagen verschwindet die Erscheinung, so daß die Kranke geheilt entlassen werden kann.

Auf der anderen Seite können echte Entzündungen der Muskulatur, speziell die Polymyositis, sich auf die Sehnenscheiden ausdehnen, wofür ich ebenfalls ein Beispiel anzuführen in der Lage bin:

Ida S........, 19 Jahre alt, beobachtet vom 24. II. bis 16. IV. 1907. Die Patientin klagt seit einigen Tagen über Mattigkeit und Schmerzen im linken Unterschenkel. Sie zeigt bei der Aufnahme ins Krankenhaus Fieberbewegungen, und es findet sich am linken Arm oberhalb des Ellenbogengelenkes eine schmerzhafte Anschwellung in der Muskulatur, ebenso unterhalb des Gelenkes in den Beugemuskeln. Die geschwollenen und verdickten Abschnitte sind sehr druckschmerzhaft und fühlen sich hart an. Eine weitere ähnliche Schwellung besteht im Bereich des linken musc. tibialis anticus am Unterschenkel. Während unter Aspirin und Umschlägen eine langsame Besserung dieser Teile eintritt, bildet sich auf dem linken Handrücken eine rundliche Sehnenscheidenschwellung heraus, die ebenfalls sehr schmerzhaft ist und wie ein sogenanntes Überbein aussieht. Auch dieses bessert sich nach einiger Zeit, so daß die Kranke gesund entlassen werden kann.

Die Sehnen und Sehnenscheiden erweisen sich also gewissermaßen als Grenzgebiet, welches sowohl von den entzündlichen Erkrankungen der Gelenke wie der Muskeln ergriffen werden kann. Das ist für unser Thema von Wichtigkeit insofern, als noch gezeigt werden wird, daß die Sehnen auch bei der Myalgie vielfach der Hauptsitz der Schmerzen sind. Nur, daß es sich bei der Myalgie, im schroffen Gegensatz zur Myositis, nicht um eine wirkliche Entzündung des Muskelgewebes handelt. Es fragt sich aber, ob nicht doch vielleicht Übergänge oder Kombinationen zwischen diesen verschiedenen Zuständen angetroffen werden, welche eine strenge Sonderung in verschiedene Krankheiten unmöglich machen.

Dazu ist folgendes zu sagen. Wenn man sich lediglich nach den Angaben der Kranken richtet, so wird man relativ häufig auf Fälle stoßen, bei denen sowohl die Muskeln wie die Gelenke Sitz der „rheumatischen" Schmerzen sind. Denn es ist längst bekannt und schon von einem der ältesten Autoren auf dem Gebiete des Muskelrheumatismus, Peritz, hervorgehoben, daß die Myalgiker ihre in den Muskeln und Sehnen vorhandenen Schmerzen häufig fälschlicherweise in die benachbarten Gelenke verlegen, die sich bei genauer Untersuchung als gesund erweisen. Es ist das auch verständlich, da, wie im ersten Abschnitt näher ausgeführt worden ist (s. S. 10), der myalgische Schmerz sehr gewöhnlich nicht auf die Muskeln beschränkt bleibt, sondern die knöchernen Teile der Umgebung mit betrifft, also ein allgemeiner Tiefenschmerz ist. Umgekehrt habe ich es wiederholt erlebt, daß bei beginnender Hüftgelenkentzündung die Schmerzen seitens der Patienten in die Muskulatur des Gesäßes und des Oberschenkels verlegt wurden, so daß sie von dem erstbehandelnden Arzte fälschlicherweise als Myalgiker angesehen wurden. In den Badeorten für Rheumatiker habe ich von erfahrenen Ärzten oft darüber Klagen gehört, daß Verwechselungen zwischen Hüftgelenkentzündungen, Hüftnervenneuralgie (Ischias) und Myalgien an der Tagesordnung sind. Dieselben Ärzte haben mir auch bestätigt, daß bei objektiver Beurteilung Übergänge zwischen Myalgien und Arthritiden (Gelenkentzündungen) selten sind. Nur ein allerdings sehr beachtenswerter Autor, nämlich v. Leube, ist anderer Meinung, doch scheinen die von ihm beobachteten Fälle, deren Veröffentlichung schon ziemlich weit zurückliegt, von der reinen Form der Myalgie verschieden gewesen zu sein. Wir kommen darauf zurück. Nach meinen eigenen Erfahrungen sind Kombinationen von Gelenk- und Muskelrheumatismus sogar sehr selten, und ich habe lange Zeit geglaubt, daß sie überhaupt nicht vorkommen, bis mich einige wenige Beobachtungen eines Besseren belehrt haben.

Wie sollen wir diese, wie gesagt seltenen Fälle erklären? Weintraud hat behauptet, daß sich aus länger dauernden Muskelspannungen im Verlaufe der Myalgie durch die damit verbundene Ruhigstellung der Gelenke eine organisch bedingte Versteifung (Fixation) entwickeln könne, wie wir sie sehr häufig nach langdauernden Verbänden eintreten sehen. Aber gegen diese Ansicht habe ich bereits oben (s. S. 24) angeführt, daß so lange dauernde Ruhigstellung der Gelenke durch myalgische Schmerzen doch sicher sehr selten ist. Auch kann man diesen Prozeß der Untätigkeitsfixation der Gelenke, gewissermaßen das Gegenstück zur arthrogenen Atrophie der Muskeln, nicht mit den entzündlichen Erkrankungen der Gelenke zusammenwerfen. Andererseits sträubt sich unser Verstand dagegen, aus dem nicht entzündlichen ohne jede greifbare Veränderung verlaufenden Vorgang der Myalgie eine entzündliche Veränderung in den Sehnen oder im Gelenk hervorgehen zu sehen. Dann bliebe als dritte Möglichkeit eine auf gemeinsame Ursache zurückzuführende gleichzeitige Erkrankung an Myalgie und Arthritis oder Periarthritis. Mit anderen Worten: die gleiche oder eine ähnliche Ursache löst bei dem einen Patienten einen Gelenkrheumatismus (Polyarthritis), bei dem anderen einen Muskelrheumatismus (Myalgie) aus. Ausnahmsweise kann sie auch bei einem und demselben Kranken beides zugleich auslösen. Oder es treffen sich beide Zustände auf dem Grenzgebiete der Sehnen und Sehnenscheiden.

Wir werden später sehen, daß auch bei der Myalgie triftige Gründe für ihre Entstehung aus latenten Infektionen vorhanden sind, eine Auffassung, die für die Polyarthritis längst zur allgemeinen Geltung gelangt ist. Unter diesen Umständen stehe ich nicht an, diese dritte Möglichkeit des Zusammenhanges für im hohen Grade wahrscheinlich zu erklären.

3. Neuralgien.

Während, wie wir sahen, zwischen den Myalgien und den verschiedenen Gelenkerkrankungen nur spärliche und lockere Beziehungen existieren, besteht zwischen den Myalgien und den Neuralgien, den bekannten äußerst schmerzhaften Reizzuständen der peripheren Nerven, ein inniger Zusammenhang, der soweit geht, daß in der Mehrzahl der Fälle eine scharfe Unterscheidung beider überhaupt nicht durchgeführt werden kann.

Schon ältere Autoren haben darauf hingewiesen, speziell was die Kombination von Lumbago (Myalgie der Lendenmuskulatur) mit Ischias (Neuralgie des Nervus ischiadicus) betrifft. Ich zitiere nur aus Bernhardts Abhandlung über die Neuralgien, daß Gibson unter 1000 Fällen von Ischias 132 mit Lumbago begleitet fand. Ich selbst bin, seitdem ich darauf achte, immer häufiger auf diesen Zusammenhang gestoßen. In einer Zusammenstellung aus neuerer Zeit, welche Herr Golombeck an meiner Klinik gemacht hat, waren 54 Proz. aller Fälle von Ischias mit Symptomen der Lumbago kompliziert. Diese Zahl vermehrt sich aber noch bedeutend, wenn man nicht bloß das gleichzeitige Befallensein, sondern auch vorausgegangene Attacken berücksichtigt. Es ist fast eine Ausnahme, daß ein Ischiaskranker nicht schon früher auch einmal einen Hexenschuß oder Rückenmyalgie gehabt hat. Überhaupt ist die Schmerzhaftigkeit bei der Ischias — das mag hier beiläufig erwähnt werden — nur verhältnismäßig selten auf den Ausbreitungsbezirk des nervus ischiadicus beschränkt. Je genauer man darauf achtet, desto öfter wird man auch andere Muskel- und Nervengebiete aus der Nachbarschaft beteiligt finden. Während ein früherer Mitarbeiter von mir (Dr. Kliem) 46 Proz. fand, zählte Golombeck bereits 86 Proz. derartiger Komplikationen. Von jüngeren Autoren, die dasselbe beobachtet haben, erwähne ich van Breemen, Stursberg und Plate. An mir selbst habe ich einmal den Übergang eines meiner gewöhnlichen Anfälle von Hexenschuß in eine heftige Ischias erlebt, wobei vielleicht ein Druck auf den Nerven als auslösendes Moment mitgewirkt haben mag.

Das vermittelnde Moment zwischen der Ischias und dem Lumbago bilden die nahen anatomischen Beziehungen zwischen den Sakralnerven, aus denen der Hüftnerv hervorgeht, und den Lendennerven, welche die Lendenmuskulatur versorgen, deren größere Zweige, speziell der Schenkelnerv (nervus cruralis), bei der Ischias häufig mitbeteiligt sind. Einen Beweis dafür gibt das Verschwinden des Patellarreflexes bei Ischias in nicht weniger als 16 Proz. der Fälle (Golombeck). Was liegt da näher, als die Lendenmyalgie mit der Lendenneuralgie zu identifizieren?

Für mich, der ich viele Fälle von Hexenschuß sehr eingehend in bezug auf diesen Punkt untersucht habe, besteht kein Zweifel daran, daß dem wirklich so ist. Die Schmerzen sitzen bei diesen schwereren Fällen eben nicht bloß in den Lenden- und Gesäßmuskeln, sondern sie erstrecken sich sehr oft auch auf die Bauchmuskeln, ziehen durch den Leistenring in die Hoden hinein und an der Vorderseite und Innenseite der Oberschenkel hinunter. Harndrang und geschlechtliche Erregungen gesellen sich hinzu und machen das Bild der Lumbalneuralgie vollständig. Zwischen diesen und den leichteren Fällen, wo die Schmerzhaftigkeit sich auf die eigentlichen Lendenmuskeln (musc. lumbales, sacrolumbales und ileopsoas) beschränkt, bestehen alle möglichen Übergänge.

Nicht viel anders liegen die Verhältnisse bei der Bracchial (Oberarm)-Neuralgie, die überhaupt nur ausnahmsweise von der Myalgie der Schulter und des Armes getrennt werden kann. Goldscheider betont das ausdrücklich, und selbst Oppenheim, der in seinem bekannten Lehrbuche der Nervenkrankheiten sonst überall eine scharfe Trennung zwischen Myalgie und Neuralgie durchzuführen sucht, stößt hier auf Schwierigkeiten. Bei einem Offizier, den ich lange Jahre an immer wiederkehrenden Attacken von Myalgie der verschiedensten Körpergegenden behandelt hatte, konnte ich später eine ausgesprochene Bracchialneuralgie mit Druckschmerzhaftigkeit aller drei Endnerven und sogar mit leichter Atrophie und Schwäche der zugehörigen Muskulatur (Übergang der Neuralgie in Neuritis) beobachten.

Im Bereiche des Stammes finden wir die Zwischenrippenneuralgie (Interkostalneuralgie) manchmal mit Myalgie der Rückenmuskeln verbunden. Hier ein Beispiel für viele:

Hedwig K...., Hausmädchen, beobachtet vom 13. bis 26. XI. 1915. Seit 8 Tagen Schmerzen im Bereiche des Rückens und der linken unteren Rippen, besonders heftig bei Bewegungen. Ähnliche Beschwerden hat sie im Laufe der letzten 2 Jahre öfter gehabt.

Mittelgroße, kräftige Person, ohne Fieber. Wirbelsäule beweglich, Lebhafte Druckschmerzhaftigkeit zu beiden Seiten derselben in den langen Rückenmuskeln bis hinab zum Darmbeinkamm. Gleichzeitig besteht heftiger ausstrahlender Schmerz entlang dem 7. und 8. Zwischenrippenraum, der auch durch Druck auf die Rippen an ihrem Ursprung aus der Wirbelsäule hervorgerufen werden kann. Besserung durch Einspritzung von physiologischer Kochsalzlösung.

Bei Schulterschmerzen ist man oft in Verlegenheit, ob man eine Myalgie des dreieckigen (Delta-) Muskels, eine Neuralgie im Bereiche des nerv. axillaris oder gar eine Gelenkaffektion annehmen soll. Die genaueste Untersuchnug klärt hier leider nicht immer auf, und ich vermeide es deshalb auch, mich zu sehr in Einzelheiten zu verlieren. Bemerken will ich nur, daß die Schwierigkeiten hier dadurch noch vermehrt werden, daß sich verschiedene Sehnen in nächster Umgebung des Gelenkes ansetzen, eine sogar durch die Gelenkkapsel hindurchzieht.

Nacken- und Halsschmerzen liefern weitere Beispiele zu diesem Thema.

Sieht man von dem zeitlichen und örtlichen Zusammenhang zwischen den beiden Krankheitszuständen ab und verfolgt über längere Zeit die Krankheitsgeschichten von Myalgikern, so wird man fast immer finden, daß sich zwischen die einzelnen Anfälle von Muskelschmerzen auch einmal eine vorübergehende Neuralgie, sei es der Stirnnerven oder der Hinterhauptsnerven oder anderer Abschnitte einschaltet. Sehr lehrreich in dieser Beziehung sind die neuerdings von einzelnen Ärzten ausführlich mitgeteilten Selbstbeobachtungen (Sonntag, Gaugele). Laien können naturgemäß wegen der fehlenden anatomischen Kenntnisse nicht so scharf beobachten, daß wir uns auf ihre Angaben verlassen können.

Ich habe bisher nur von denjenigen Neuralgien gesprochen, die man als selbständige (oder idiopathische) bezeichnet, aber es empfiehlt sich, mit einigen Worten auch auf die sogenannten symptomatischen Neuralgien einzugehen, die durch Einwirkung greifbarer Schädlichkeiten auf die Nerven entstehen. Derartige Schädlichkeiten sind: Druck von Knochen oder Geschwülsten her, Entzündungen der Umgebung, welche auf die Nerven übergreifen, Entzündungen der Nerven selbst (Neuritis), Degenerationen bestimmter Fasergebiete im Rückenmark usw. Auch diese symptomatischen Neuralgien sind, obwohl sie doch nur die Nerven betreffen, klinisch keineswegs immer leicht und sicher von den Myalgien zu unterscheiden. Um einige Beispiele anzuführen, so fängt die Alkoholneuritis sehr oft unter dem Bilde des Muskelrheumatismus an, mit Schmerzen in den Gliedern, die sich durchaus nicht streng an die Nervenstämme halten. Die für die Rückenmarksschwindsucht (Tabes dorsalis) charakteristischen „lanzinierenden" Schmerzen sind, wie ich mich wiederholt überzeugt habe, von der Myalgie subjektiv nicht zu unterscheiden, während allerdings für die objektive Untersuchung die Muskeln bei der Tabes vielfach gegen Druck auffällig unempfindlich sind.

Bei den verschiedenen Formen von Rückenmarkshautentzündung (Meningitis) sitzen die Schmerzen sehr gewöhnlich in der Muskulatur, während die Haut kaum nennenswert überempfindlich ist. Viele erfahrene Nervenärzte sind darin einig, daß eine genaue Grenze zwischen der Neuralgie (der Nervenreizung) und der Neuritis (der Nervenentzündung) nicht zu ziehen ist, daß die erstere vielmehr nur der leichteste Grad der letzteren ist, in die sie jederzeit übergehen kann. Ganz ähnlich ist das Verhältnis zwischen Myalgie und Neuralgie: Beide gehen ineinander über und ihre Grenzen sind verwaschen.

Diese Beispiele mögen genügen. Sie zeigen, daß es sich hier um mehr als eine äußere Ähnlichkeit, ja auch um mehr als einfache Übergänge handelt: die Myalgie ist vielmehr, wie ich im nächsten Kapitel noch eingehender begründen werde, selbst eine Neuralgie, und zwar eine Neuralgie der sensiblen Muskelnerven.

4. Fettgeschwülste des Unterhautzellgewebes (multiple Lipome).

Patienten mit zahlreichen kleinen Fettknoten unter der Haut — Patienten kann man sie eigentlich kaum nennen, denn es handelt sich hier lediglich um eine harmlose Anomalie — haben in diesen Knoten manchmal Schmerzen (Klinkowstein). Ich selbst habe einige Male bei Myalgie derartige Knoten besonders schmerzhaft gefunden.

Es fragt sich, ob hier wirklich ein ursächlicher Zusammenhang besteht, oder ob nur ein zufälliges Zusammentreffen vorliegt? Diese Fett- oder Fettbindegewebegeschwülste werden von Nerven durchzogen, die vielleicht durch das Geschwulstgewebe einem Druck ausgesetzt sind. Das würde erklären, warum diese Geschwülste beim energischen Betasten gewöhnlich empfindlich sind, empfindlicher jedenfalls als die umgebende Haut. Wenn auf diesem Wege spontane Schmerzen zustande kommen, so können sie auch leicht mit myalgischen Schmerzen verwechselt werden, und wenn wir die Myalgie als Neuralgie der Muskelnerven auffassen, so ist schließlich auch ein innigerer Zusammenhang denkbar, derart, daß die Myalgie die Hautnervenzweige beteiligt, die zwar für gewöhnlich nicht schmerzen, wohl aber, wenn sie durch die Geschwülste einem leichten Druck ausgesetzt sind.

5. Beziehungen zu Erkrankungen innerer Organe und Allgemeinstörungen.

Im 1. Abschnitt wurde schon hervorgehoben, daß die Myalgie gelegentlich mit Fieber einsetzen kann und daß dieses Fieber dafür spricht, daß sie als eine Begleit- oder Folgeerscheinung infektiöser Prozesse angesprochen werden kann. Ist es doch eine allgemeine Erfahrung, daß Katarrhe der oberen Luftwege, Mandelentzündungen, Influenza, überhaupt die sogenannten Erkältungskrankheiten, weiter aber auch viele schwerere Infektionen (z. B. die Weilsche Krankheit, das Fünftagefieber und andere) mit mehr oder minder starken, manchmal herumziehenden Schmerzen in den Gliedern sich ankündigen oder verlaufen. Dieses „Schmerzen in allen Gliedern", in leichteren Fällen auch wohl als „Schwere" oder „Mattigkeit" bezeichnet, ist aller Wahrscheinlichkeit nach im Prinzip dasselbe wie die Myalgie, nur daß bei dieser die auslösende Infektion gegen die Nachwirkung ganz in den Hintergrund tritt. Immerhin kann man bei sorgfältiger Beobachtung von Zeit zu Zeit derartige Zusammenhänge ausfindig machen, deren Bedeutung besonders dann klar zutage tritt, wenn es gelingt, durch Beseitigung des infektiösen Ausgangsherdes die Myalgie oder Neuralgie dauernd zu beseitigen. Ich führe einige Beispiele an:

Herr S......., 50 Jahre. Beobachtet 1910 und die folgenden Jahre. Leidet seit mehreren Jahren an typischer intermittierender Myalgie, gegen die verschiedene Kuren ohne Erfolg versucht wurden. Gegenwärtig sind Rücken, Nacken, Schultergürtel, Oberarm und Beine betroffen. Seit der Jugendzeit außerdem häufig Mandelentzündungen, teilweise mit Vereiterung, die geschnitten werden mußten. Manchmal kann er beobachten, daß die Schmerzanfälle im Anschluß an die Mandelentzündung auftreten. Die Gaumenmandeln sind klein, aber hart und entleeren beim Quetschen zahlreiche Eiterpfröpfe. Sie werden auf meinen Vorschlag durch Ausschälung entfernt, worauf dauernde Heilung auch der Myalgie eintritt.

Herr Z..., 50 Jahre, beobachtet seit 1913. Leidet seit Jahren an periodisch wiederkehrenden Lumbagoanfällen mit Ischias. Gegenwärtig besteht ein leichter Anfall. Seit Jahren besteht auch eine Kieferhöhleneiterung, die von Zeit zu Zeit aufflackert. Letztere wird durch Radikaloperation beseitigt, worauf die Myalgien und Neuralgien verschwinden. Nach 2 Jahren erfolgt ein leichter Rückfall von Ischias, der aber durch geeignetes Verhalten schnell beseitigt wird.

Ich selbst bekomme meine myalgischen Attacken fast immer nur im Anschluß an Schnupfen oder Katarrhe der oberen Luftwege, zu denen ich sehr disponiere, obwohl ich meine Nase dauernd spezialistisch habe behandeln lassen und alles versucht habe, die Schleimhaut durch Spülungen mit kaltem Wasser usw. abzuhärten. Dasselbe berichtet Dr. Gaugele in seiner Krankengeschichte. Ich könnte aber noch viele andere Beispiele dafür anführen. Da wir noch nicht im Besitz einer zuverlässigen Methode sind, um den Schnupfen zu verhüten, können wir in diesen Fällen auch nicht radikale Heilungen erzielen.

Frau S....., 40 Jahre, beobachtet im Sommer 1917. Bekommt einen heftigen akuten Darmkatarrh nichtspezifischer Natur, aber mit Fieberbewegungen, der in 14 Tagen abläuft. Während der ersten Zeit bestehen gleichzeitig ausgesprochene myalgische Schmerzen in den Extremitäten ohne jede Beteiligung der Gelenke.

Frau Schn......., ca. 35 Jahre, wurde mir von Dr. Profanter (Wien-Franzensbad) vorgestellt. Leidet seit Jahren an myalgischen Schmerzen wechselnder Stärke im ganzen Körper, entstanden im Anschluß an ein chronisches Leiden der Genitalorgane, wahrscheinlich auf gonorrhoischer Basis. Nach Erfahrungen Dr. P.s sind Myalgien bei Erkrankungen der weiblichen Genitalien ziemlich häufig.

Diese Beispiele lassen sich vermehren. Sie zeigen, daß von allen möglichen Eingangspforten aus Myalgien induziert werden können, und daß es deshalb für den Arzt unbedingt notwendig ist, bei jedem dieser Patienten nach einer versteckten Eiterung zu suchen. Päßler hat das Verdienst, seit Jahren auf die große Bedeutung der Mandeln und anderer Organe der Mundhöhle (kariöse Zähne!) als Eingangspforte für Infektionserreger hingewiesen zu haben. Er führt eine große Anzahl von chronischen Krankheitszuständen darauf zurück, erwähnt allerdings nicht speziell die Myalgie, die nach meiner Auffassung besonders betont werden sollte. Nur soll man nicht allzu einseitig sich auf die Mundhöhle als Eingangspforte versteifen; der gesamte Magendarmkanal, die Harnorgane und die Haut stehen ihr als gleichberechtigt zur Seite.

Ist diese Auffassung richtig, so wird auch das immerhin seltene Zusammentreffen von Myalgie mit Gelenkrheumatismus (Polyarthritis) verständlich, auf das besonders v. Leube (s. oben S. 36) hingewiesen hat. Denn bei Polyarthritis acuta sind die Mandeln als Eingangspforte allgemein anerkannt. Warum sollte diese nicht auch einmal gleichzeitig mit der Myalgie entstehen können? Es werden ferner die verschiedentlich mitgeteilten Beobachtungen über Herzerkrankungen bei Myalgie verständlich (Bechthold, Semerau, Salzberger u. a.), denn zwischen Mandelentzündung, Polyarthritis und Herzentzündung besteht ein inniger Zusammenhang. Je weiter man den Begriff der Myalgie faßt, besonders wenn man ihn zusammen mit der Polyarthritis, den Neuralgien und verwandten Störungen unter dem Sammelbegriff der „rheumatischen“ Erkrankungen subsumiert, wie es beispielsweise noch Quincke in einer vor kurzem erschienenen Veröffentlichung tut, um so häufiger wird man auf Komplikationen mit anderen Erkrankungen stoßen. Will man aber das Wesen der Myalgie zu ergründen versuchen, so muß man von den reinen Fällen ausgehen, wie ich es in vorliegender Arbeit zu tun versucht habe.

III. Wesen und Ursachen der Myalgie.

1. Anatomisches.

Wir kehren also zu den reinen Fällen zurück und wollen zunächst die Frage zu beantworten suchen, ob denn tatsächlich keinerlei anatomische Veränderungen dabei in den schmerzhaften Teilen zu finden sind, wo doch die Masseure und die massierenden Ärzte immer wieder von „Muskelknoten“, „rheumatischen Schwielen“ und dergleichen als von einer feststehenden Tatsache reden? Nur wenige haben es allerdings versucht, den Tastempfindungen, auf die sich diese Behauptungen stützen, näher auf den Grund zu gehen, in erster Linie Dr. Müller in München-Gladbach, mit dessen Schilderung wir uns deshalb auch etwas näher beschäftigen müssen.

Nach Müller finden sich bei der Myalgie stets kleine (höchstens erbsengroße) harte, bei der Betastung außerordentlich schmerzhafte, an den Ansatzpunkten der Muskeln (und Sehnen) lokalisierte und am Knochen festsitzende Knötchen, die sogenannten „Insertionsknötchen“, welche als die eigentliche Ursache der krankhaften Erscheinungen anzusehen sind. Diese Knötchen bewirken eine Steigerung der Reizbarkeit des Muskels, einen vermehrten Spannungszustand (Hypertonus), welcher seinerseits wieder zu der „spezifischen rheumatischen Reaktionsform“ des Muskels führt, nämlich zu einem Überdauern der Zusammenziehung nach dem Aufhören des Reizes. Aus dieser abnormen Reaktionsweise entstehen Blutstauungen im Muskelgewebe, welche im akuten Stadium Schwellung und erhöhte Temperatur des ganzen Muskels, im chronischen Stadium dagegen umschriebene Verhärtungen („Faserverhärtungen, Schwielen, Infiltrate, Knoten“) des Muskels nach sich ziehen. Die charakteristischen Schmerzen sollen dabei weniger von diesen Schwielen, als vom Muskelhypertonus abhängig sein. Danach haben wir also vier verschiedene Dinge auseinanderzuhalten: erhöhten Spannungszustand (Spasmus) der Muskulatur, die Muskelschwellung infolge von Blutstauung (bei der akuten Myalgie), die Faserverhärtungen (bei der chronischen Form) und die Insertionsknötchen.

Was den erst erwähnten Spasmus betrifft, so besteht über sein Vorhandensein und seine Bedeutung keine Meinungsverschiedenheit. Es ist die Reaktion, mit der der Muskel auf die Schmerzen antwortet, und die gegen ihre Steigerung durch Bewegung schützt (Schmerzkontraktur). Auf ihr beruht, wie ich im ersten Abschnitt des näheren ausgeführt habe, die steife Haltung der Wirbelsäule beim Hexenschuß und der rheumatische Schiefhals; sie tritt auch sofort in die Erscheinung, wenn man bei der Betastung die Schmerzen auslöst. Es ist mehr als wahrscheinlich, daß die „Schwellung" der Muskeln bei der akuten Myalgie — der zweite Befund Müllers — nichts anderes ist, als die durch den erhöhten Spannungszustand hervorgerufene Volumszunahme, denn eine Blutstauung, wie Müller sie sich vorstellt, muß tiefere Ursachen haben (Entzündung oder erschwerten Abfluß des Venenblutes), die einer genaueren Untersuchung nicht würden entgehen können, aber bisher niemals nachgewiesen worden sind.

Bleiben also die „Faserverhärtungen" und die „Insertionsknötchen".

Obwohl Müller die Faserverhärtungen genau schildert und insbesondere hervorhebt, daß sie immer der Längsrichtung des Muskels entsprechen, dürfte es wohl erlaubt sein, sie mit der zuerst von Froriep (1843) beschriebenen „rheumatischen Schwiele", dem Hauptargument der Masseure, zu identifizieren. Sie sollen zwar am häufigsten in den Muskeln vorkommen — unter 150 Fällen von Rheumatismus hat Froriep sie nur zweimal vermißt —, aber doch auch in der Haut und im Unterhautzellgewebe auftreten. Bei dem „Schwielenkopfschmerz" kommen ja die Muskeln, die in der Kopfhaut größtenteils fehlen, kaum noch in Betracht. Soweit die Haut selbst in Frage steht, handelt es sich bei den Befunden größtenteils um Verwechselungen mit Prozessen, die wir heute ganz anders deuten (Skleroderma). Das geht aus der Stickerschen Zusammenstellung der verschiedenen hierhergehörigen Angaben unzweifelhaft hervor. Im Unterhautzellgewebe kommen außer den im vorigen Abschnitt erwähnten kleinen Fettgeschwülsten die sehr schmerzhaften Knoten des Erythema nodosum vor, die in ursächlicher Beziehung zum akuten Gelenkrheumatismus stehen. Weiterhin finden sich aber auch bei sonst gesunden Menschen häufig bindegewebige Verhärtungen, über deren Entstehung wir zwar nichts Sicheres wissen, die aber auf höchst einfache und befriedigende Weise als die Rückstände kleiner Blutergüsse oder Gewebsverletzungen (durch Stoß, Quetschung, Furunkelbildung usw.), die keinem Menschen erspart bleiben, gedeutet werden können. Je älter der Mensch ist, um so zahlreicher werden sie angetroffen. Mit der Myalgie haben sie nichts zu tun, wenn ich auch zugeben will, daß sie wegen der Nervenverbindungen bei dieser Erkrankung schmerzhafter erscheinen können, als sie an sich schon bei kräftiger Betastung sind. Man untersuche nur einmal genauer eine Anzahl erwachsener Menschen, die niemals rheumatisch waren, und man wird derartige, auf Druck oft außerordentlich empfindliche Knoten des Unterhautzellgewebes kaum jemals vermissen. Daß sie von den Masseuren mit Schwielen in den Muskeln verwechselt werden, darf uns nicht wundernehmen, denn das Abtasten der Muskeln bei einigermaßen entwickeltem Fettpolster ist außerordentlich schwierig.

Das ist nach meiner Ansicht auch der Hauptgrund, warum über die muskulären Faserverhärtungen so schwer eine Einigkeit zu erzielen ist. Man muß in der Tat sich schon gründlich in der Palpation normaler Muskeln geübt haben, ehe man ein Urteil über krankhaft verhärtete Muskelfasern abgeben kann. Bei gesunden Muskeln, die aus gröberen Faserbündeln zusammengesetzt sind (z. B. dem dreieckigen Schultermuskel) kann man diese Bündel gewöhnlich schon durch die Haut hindurchfühlen, wobei einzelne besonders hervortreten und dann als verhärtet erscheinen können. Bewegt man die Finger seitlich, so springen sie über die wellige Unterlage hinweg, wobei knackende Geräusche entstehen können, dieselben, welche auch willkürlich von einzelnen Menschen durch forcierte Muskelbewegungen erzeugt werden können. Liegen sich kreuzende Muskelschichten übereinander, so kann unter Umständen der Rand des quer zu dem oberflächlichen Muskel verlaufenden tieferen Muskels als verhärtete Resistenz erscheinen. Dazu kommt, daß bei Reizung (wie man es am freiliegenden Muskel bei Operationen sehen kann) einzelne Faserbündel im Muskel sich isoliert zusammenziehen können, so daß sie dann naturgemäß dem tastenden Finger härter erscheinen müssen als ihre Umgebung. Müller hat mit diesen Fehlerquellen gerechnet, und er gibt in seiner jüngsten Mitteilung auch zu, daß die Faserverhärtung möglicherweise nur funktioneller Natur sein könne, also kein entzündliches Infiltrat.

Um so zäher hält er an der pathologischen Natur der Insertionsknötchen fest. Einer ihrer Lieblingssitze ist die Ansatzlinie des großen Gesäßmuskels am Darmbeinkamm, und da findet man sie auch häufig, aber nicht bloß bei Myalgikern, sondern auch bei Gesunden. Dasselbe gilt für alle anderen Stellen. Es handelt sich hier um nichts anderes, als um Verknöcherungen der äußersten Sehnenenden, die den Anatomen als normale Befunde durchaus geläufig sind. Einer der auf dem Gebiete der Muskelanatomie erfahrensten Autoren, Prof. Eisler in Halle, dem wir vortreffliche Abhandlungen über die normale Muskulatur verdanken, hat mir das bestätigt. Aber damit ist die Sache noch nicht abgetan. Was nach Müller diese Knötchen als krankhaft charakterisiert, ist ihre große Schmerzempfindlichkeit, von der ja erst die erhöhte Muskelreizbarkeit sich herleiten soll. Nun, auch die normalen Insertionsknötchen sind druckschmerzhaft, bei stärkerem Druck sogar äußerst schmerzhaft. Dasselbe gilt für die meisten Sehnen, z. B. wenn man sie unter Fingerdruck über einen Knochen rollen läßt. Weniger, aber bei den meisten Menschen doch auch in deutlichem Grade druckempfindlich sind die Muskelbäuche; es kommt sehr darauf an, in welcher Richtung, mit welchem Instrument und auf welcher Unterlage der Druck ausgeübt wird. Goldscheider hat schon hierauf aufmerksam gemacht, wenn auch seine Meinung, daß besonders die Nerveneintrittsstellen der Muskeln druckempfindlich seien, nicht zutrifft. Es sind vielmehr vornehmlich die sehnigen Enden und die Ansätze an die Knochen. Wegen dieser örtlich und wie hinzugefügt werden mag, auch individuell so sehr verschieden großen Druckempfindlichkeit der normalen Muskulatur, ist auch die Abgrenzung der Myalgie so schwierig, vielfach direkt unmöglich.

Ich habe das schon S. 6 betont, und ich kann es nicht unterlassen, hier einer Konferenz zu gedenken, die ich zum Zwecke der Klärung dieser Fragen mit einer äußerst erfahrenen Berliner Masseuse, mit Professor Eisler und mit meinen sämtlichen Assistenten vor einiger Zeit abgehalten habe. Es wurden der Dame, die behauptete, die rheumatischen Muskelschwielen mit Sicherheit durch Betastung herausfinden zu können, eine Reihe von Patienten mit und ohne Myalgie vorgeführt und ihr Befund von uns Ärzten nachgeprüft. Dabei stellte sich heraus, daß die von der Masseuse als Infiltrate bezeichneten Stellen nicht bloß bei Myalgikern, sondern auch bei Gesunden und beim künstlich erzeugten Turnschmerz sich fanden, daß sie überhaupt meistens von uns Ärzten nicht als solche anerkannt werden konnten, wenn auch in einzelnen Fällen keine volle Einigkeit unter uns bestand. Prof. Eisler konnte fast immer eine befriedigende anatomische Erklärung geben. Die Masseuse stellte ihre Diagnose — das ließ sich leicht erkennen — vielmehr auf Grund der Schmerzhaftigkeit einzelner Stellen gegenüber ihrem, übrigens recht intensiven Fingerdruck, als auf Grund des Widerstandsgefühles. Sie war nicht wenig überrascht, als wir ihr an ihrem eigenen Körper nachwiesen, daß solche Schmerzdruckpunkte auch bei ganz gesunden Muskeln anzutreffen sind.

Doch genug von den Betastungsbefunden! Eine Einigung über sie wird niemals durch papierene Polemik erzielt werden, solange nicht über die normalen anatomischen Verhältnisse und über die normale Empfindlichkeit der in Frage stehenden Gebilde Klarheit herrscht.

Warum, fragt man sich, ist die Sache nicht längst durch anatomische Untersuchungen entschieden? Bei der großen Verbreitung der Myalgie sollte man meinen, daß die Anatomen und Pathologen das anatomische Substrat der Myalgie auf dem Leichentisch längst gefunden haben müßten, wenn es wirklich existierte. Das ist nicht geschehen; meine diesbezüglichen Fragen haben sie bisher immer so beantwortet, daß ihnen Befunde, welche als rheumatische Muskelinfiltrate gedeutet werden könnten, unbekannt sind. Dagegen ließe sich allerdings immer noch einwenden, daß das Leiden glücklicherweise fast immer in Heilung ausgeht oder doch wenigstens in das latente Stadium übergeführt wird, und daß, nach dem schnellen Verlauf vieler akuter Fälle zu urteilen, die anatomischen Veränderungen offenbar sehr schnell ausgleichbar sind. Man muß also schon, um zum Ziele zu gelangen, die Autopsie in vivo ausführen, d. h. mit Einwilligung des Patienten während des Leidens ein Stückchen aus dem schmerzhaften Muskel herausschneiden und anatomisch untersuchen. Meines Wissens ist das bisher nur einmal ausgeführt worden, nämlich von Auerbach. Die mikroskopische Untersuchung des herausgeschnittenen rheumatischen Knötchens durch Bing ergab keinerlei krankhafte Veränderungen. Ich selbst habe dreimal Gelegenheit gehabt, Untersuchungen dieser Art auszuführen, zweimal bei typischer Lumbago und einmal bei einer sehr schmerzhaften Myalgie des Musc. trapezius. (an der Schulter).

Tafel V.
Zu S. 47.

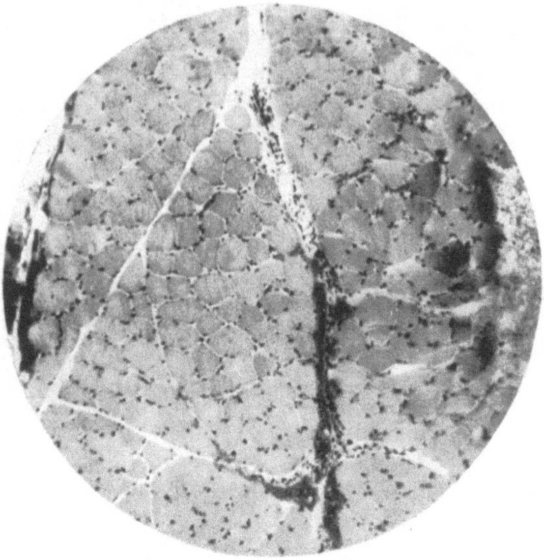

Fig. 7.
Myalgie Mi.... (Querschnitt).

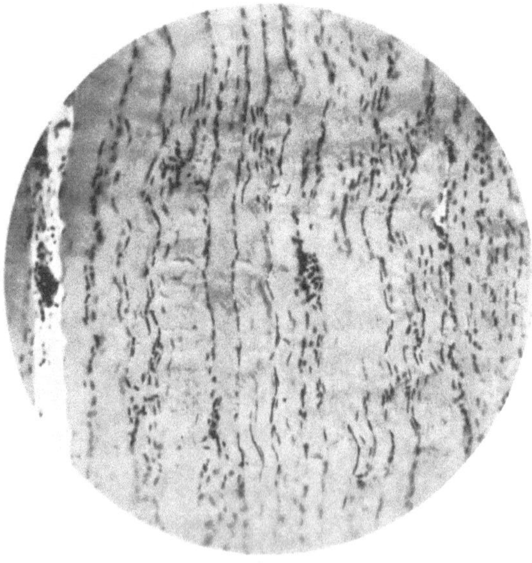

Fig. 8.
Myalgie R. ... (Längsschnitt).

A. Marcus & E. Weber's Verlag in Bonn.

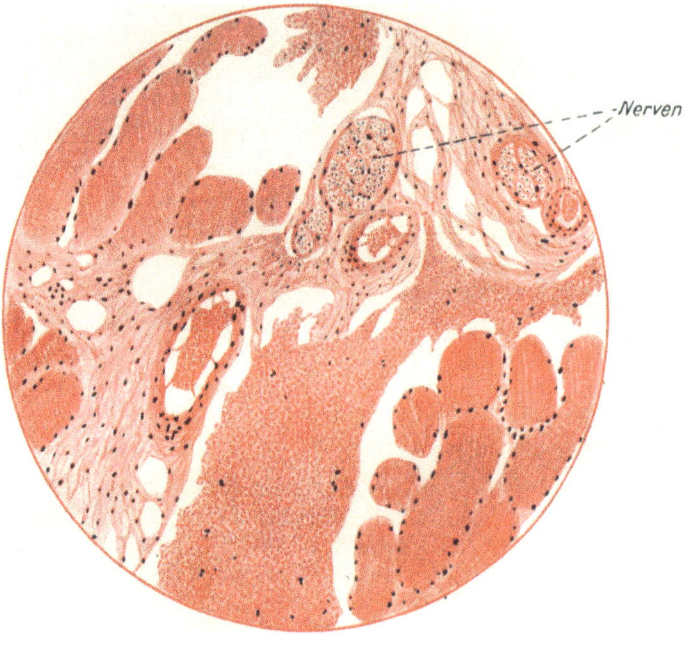

Fig. 9.

Myalgie N......
Zwischengewebe (Bindegewebe) mit Nervenfasern.

A. Marcus & E. Weber's Verlag in Bonn.

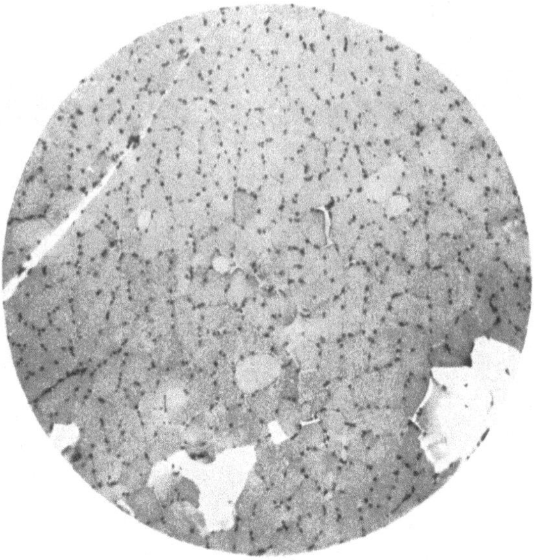

Fig. 10.
Normaler Muskel (Querschnitt).

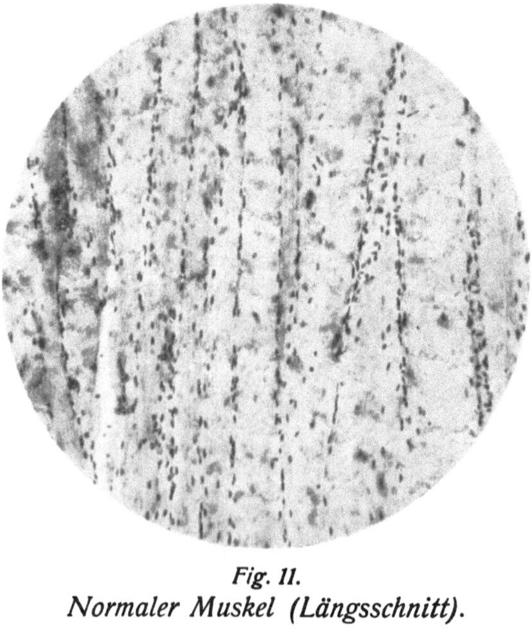

Fig. 11.
Normaler Muskel (Längsschnitt).

A. Marcus & E. Weber's Verlag in Bonn.

Es wurde unter Lokalanästhesie an der Stelle der größten Schmerzhaftigkeit eingegangen, ein Stückchen des Muskels herausgeschnitten, sofort in geeigneten Härtungsmitteln fixiert und später sorgfältig mikroskopisch durchmustert. Dabei haben sich absolut normale Verhältnisse der Muskelfasern, des Zwischengewebes und der intramuskulären Nerven gefunden. Die Fig. 7, 8 (Taf. V), 9 (Taf. VI), denen ich zwei normale Muskelschnitte zum Vergleich hinzufüge (Fig. 10 u. 11, Taf. VII) illustrieren das aufs deutlichste, zumal wenn man damit die Befunde bei Myositis (S. 32, Fig. 5 u. 6, Taf. IV) vergleicht. Gegenüber diesen Befunden müssen alle Vermutungen verstummen. Ich habe mich aber damit noch nicht begnügt, sondern noch eine andere Methode zur Entscheidung heranzuziehen versucht, nämlich die Prüfung des Serums myalgischer Patienten auf den Abbau von Muskel- und Nervensubstanz nach Prof. Abderhalden. Es würde zu weit führen, auf die wissenschaftlichen Grundlagen dieser Methode hier näher einzugehen, und ich muß mich deshalb darauf beschränken, mitzuteilen, daß Prof. Abderhalden, welcher die Freundlichkeit hatte, die Untersuchung selbst vorzunehmen, bei 6 Patienten mit Myalgie nur einmal Abbau von Muskelsubstanz fand. Und gerade bei diesem Kranken war die Diagnose am wenigsten sicher; er war stark verdächtig auf Simulation.

Die Summe dieser Erfahrungen besagt, daß noch niemals bisher mit Sicherheit anatomische Veränderungen der Muskeln bei der Myalgie nachgewiesen worden sind. Das war bei der Flüchtigkeit der Erscheinungen und dem Fehlen von Atrophie und wirklichen Lähmungen ja auch von vorne herein wahrscheinlich.

Aber damit ist noch nicht widerlegt, daß geringfügige, schnell ausgleichbare Veränderungen doch unter Umständen in bestimmten Zeiträumen der Erkrankung (z. B. im ersten Beginn) oder an bestimmten, schwer zugänglichen Stellen (in den Sehnen) den myalgischen Prozeß begleiten können. Wenn ich auch den Quinckeschen Gedanken einer vorübergehenden Flüssigkeitsausschwitzung angesichts der mitgeteilten Befunde nicht akzeptieren kann, so möchte ich doch ausdrücklich die Möglichkeit feinerer Veränderungen der Struktur zugeben. Wenn wir der oben geschilderten Grenzfälle zwischen Myalgie und Arthritis gedenken, wenn wir berücksichtigen, daß zwischen der Neuralgie (die ich mit der Myalgie identifiziere) und der Neuritis, der eigentlichen Nervenentzündung, nur fließende Übergänge existieren, daß eine Neuritis ischiadica aus einer Lendenmyalgie hervorgehen kann, so wäre es verkehrt, sich in diesem Punkte auf die bisherigen negativen Befunde versteifen zu wollen. Jeder verständige Arzt ist überzeugt, daß auch bei der einfachen Neuralgie irgendwelche strukturellen oder chemischen Veränderungen am Nerven vorhanden sein müssen, wenn auch unsere bisherigen Hilfsmittel nicht ausreichen, sie aufzudecken. Jeder Störung ihrer Lebensäußerung muß nach unserer heutigen Grundauffassung auch eine Veränderung der Materie entsprechen.

2. Die Myalgie ist eine Neuralgie der Muskelnerven.

Diese meine Auffassung von dem Wesen der Myalgie stützt sich auf die Übereinstimmung des Schmerzcharakters in beiden Zuständen, auf die zahlreichen Übergänge zwischen ihnen, welche eine scharfe Trennung überhaupt nicht erlauben, und auf das Fehlen anatomischer Veränderungen bei der Myalgie, die dadurch aus dem Rahmen der nachweisbaren Muskelerkrankungen heraustritt und sich der Neuralgie zugesellt, bei der ebenfalls, solange sie nicht in eine Nervenentzündung übergeht, anatomische Veränderungen bisher nicht nachgewiesen werden können.

Akzeptiert man diese Auffassung, so wird auch die Tatsache dem Verständnis näher gerückt, daß die myalgischen Schmerzen mit besonderer Vorliebe in den Endabschnitten der Muskeln und in den Sehnen lokalisiert sind. Denn hier endigen, wie wir wissen, vornehmlich die sensiblen (gefühlsvermittelnden) Nerven der Muskeln in den sogenannten Spindeln, während die motorischen Nervenendpunkte vielmehr in der Mitte der Muskelfasern, in der Gegend der Muskelbäuche gelegen sind. Fig. 12 (Taf. VIII), eine schematische Reproduktion nach einer Zeichnung von Eisler, welche die Innervation des großen Brustmuskels zeigt, erläutert das ohne weiteres. Die sensiblen Muskelnerven sind es übrigens auch, welche die Umgebung der Sehnenansätze am Gelenk und die Faszien versorgen, woraus sich das Übergreifen der myalgischen Schmerzen auf diese Teile erklärt.

Der Muskelschmerz, wie er bei der Myalgie auftritt, hat nichts Spezifisches, welches ihn von anderen Muskelschmerzen unterscheiden ließe. Er hat denselben Charakter wie der Druckschmerz, den man auch bei Gesunden durch genügend starkes Drücken oder Pressen der Muskeln erzeugen kann, und wie der sogenannte Turnschmerz, richtiger „Überanstrengungsschmerz“, den man nach anstrengenden, zumal nach ungewohnten Muskelleistungen (Reiten, Turnen usw.) empfindet. Auch der bei Erkrankungen der Eingeweide reflektorisch in die Muskelbedeckungen des Stammes ausstrahlende dumpfe Tiefenschmerz, über dessen Zustandekommen und Bedeutung wir durch die englischen Autoren Head, Sherrington und Mackenzie aufgeklärt worden sind, ist von dem myalgischen im Prinzip nicht verschieden, so daß Verwechselungen zwischen beiden recht oft vorkommen. Es scheint danach, als ob die sensiblen Muskelnerven außer der Vermittlung des Spannungsgefühles der Muskeln, welches für die feinere Zusammenarbeit der Muskulatur von der größten Bedeutung ist, nur noch für eine Empfindung, nämlich für Schmerz, erregbar sind. Versuche, welche ich am Menschen mit freiliegender Muskulatur (nach ausgedehnten Zerreißungen) anstellen konnte, bestätigen das. Einerlei, welche Art Reiz (Kneifen, Stiche, Wärme und Kälte usw.) ich anwandte, immer antwortete

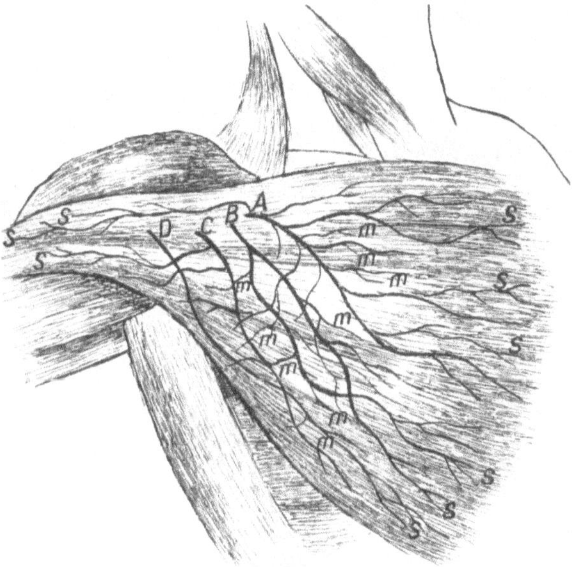

Fig. 12.

Verteilung der sensiblen (s) und der motorischen (m) Nervenendigungen im großen Brustmuskel.

A, B, C, D = Zweige des gemeinsamen Muskelnnerven.

A. Marcus & E. Weber's Verlag in Bonn.

der Muskel, wenn eine gewisse Reizschwelle überschritten wurde, mit Zusammenziehung und Schmerz. Berührung und Temperatur, welche die Haut so fein wahrnimmt, unterscheidet der Muskel nicht.

Die Frage ist berechtigt, warum denn, wenn die Myalgie auf einer Affektion der Muskelnerven beruht, bei ihr nur die sensiblen und nicht auch die motorischen Zweige dieser Nerven beteiligt sind? Tatsächlich kommen, wie wir gesehen haben, wirkliche Lähmungen und Atrophien bei der Myalgie nicht vor. Aber diese Frage verliert ihre Bedeutung, wenn wir bedenken, daß auch bei den Neuralgien, solange sie nicht in eine wirkliche Neuritis übergehen, immer nur die sensiblen Fasern der Nerven betroffen sind, obwohl die Neuralgien doch auch solche Nerven befallen, welche sensible und motorische Fasern gemischt führen (z. B. den Hüftnerv). Es gibt eben Schädlichkeiten, welche in elektiver Weise speziell die sensiblen Nervenfasern schädigen und die motorischen intakt lassen, wie es umgekehrt solche gibt, die ausschließlich die motorischen treffen. Gerade von den letzteren sind einige sehr bekannt, wie das Gift der Diphtheriebazillen und der Tetanusbazillen. Das eine lähmt und das andere reizt die motorischen Nervenfasern, aber beide lassen die sensiblen intakt. Gelähmte Muskeln können ihre Schmerzempfindlichkeit behalten (Becker).

Hier möchte ich nur noch folgender Überlegung Raum geben. Als ein bezeichnendes Merkmal der Neuralgien gelten die Valleixschen Druckpunkte, bestimmte Stellen im Verlauf der Nerven, wo sie dem äußeren Druck leicht zugängig sind und die deshalb beim Betasten besonders stark schmerzen. Diese Schmerzhaftigkeit gegen Tiefendruck, die auch schon normalerweise in geringerem Grade besteht — ich erinnere nur an das bekannte Kribbeleckchen — kommt den Nerven nicht allein zu, sondern den Muskeln, Sehnen, Knochen und Gelenken in gleicher Weise. Die Myalgie ist, wie ich es oben (S. 16) ausgedrückt habe, nur eine Teilerscheinung einer allgemeinen spontanen Tiefenschmerzhaftigkeit, und es ist sehr wahrscheinlich, daß die Empfindlichkeit der Valleixschen Druckpunkte von den feinen Nerven ausgeht, die in die Nervenscheide, die Umhüllung der Nerven, einstrahlen (nervi nervorum). Dadurch verliert dieses Zeichen die Bedeutung eines für die Neuralgien spezifischen Merkmales.

Ein weiteres Unterscheidungsmerkmal der Neuralgien und Myalgien soll darin bestehen, daß bei ersteren auch die Haut, soweit sie von den affizierten Nerven versorgt wird, schmerzhaft (hyperalgetisch) wird, während bei den letzteren immer nur die tieferen Teile schmerzen. Das ist aber sicher nur in beschränktem Maße richtig, wenigstens wenn man lediglich die idiopatischen Neuralgien, die hier allein in Betracht kommen, berücksichtigt. Ich habe mich so oft vergeblich bemüht, schmerzhafte Hautbezirke bei der Ischias abzugrenzen, daß ich in bezug auf diesen Punkt sehr skeptisch geworden bin. Und das gilt auch für die Zwischenrippenneuralige, die Bracchialneuralgie und selbst für manche Fälle von Gesichtsneuralgie. Auf der anderen Seite wird immer wieder behauptet, daß bei der Myalgie manchmal auch die Haut über den affizierten Muskeln eine gesteigerte Empfindlichkeit, besonders gegenüber dem faradischen Strom, aufweisen soll. Diese Behauptung geht auf Peritz zurück. Wenn sie richtig ist — was ich nicht bestreiten will, obwohl ich mich niemals davon habe überzeugen können —, so bestände auch in diesem Punkte keine prinzipielle Differenz zwischen Neuralgie und Myalgie.

3. Wo greift die Schädlichkeit (Noxe) die sensiblen Nerven an?

Wir betrachten also im folgenden Myalgien und Neuralgien als wesensverwandt und werden uns, ehe wir uns mit der Frage ihrer Ursachen beschäftigen, darüber Rechenschaft zu geben versuchen, in welchen Abschnitten des Verlaufes der sensiblen Nervenfasern vermutlich die Noxe ihren Angriffspunkt hat. Fig. 13, Taf. IX gibt ein Schema der in Frage kommenden Nervenverbindungen.

Die rot eingezeichnete Linie, welche den Verlauf der schmerzempfindlichen Fasern andeutet, beginnt an der Peripherie des Körpers, teils in der Haut (IVa), teils in den Enden eines darunter gelegenen Muskels (I). Beide vereinigen sich zum peripheren Nerven (II), der zugleich in umgekehrter Richtung verlaufende motorische Zweige (schwarz gezeichnet) für den Muskel führt, also als ein gemischter Nerv gedacht ist. Vor dem Eintritt ins Rückenmark trennen sich beide Fasern wieder: die sensiblen Nerven verlaufen durch die hinteren Wurzeln (IIIa), wo das in den Wirbellöchern gelegene (intervertebrale) Schaltorgan (Ganglion) ihnen anliegt; die motorischen durch die vorderen Wurzeln, wo in den zugehörigen Rückenmarksabschnitten ihr unteres Zentralorgan, die als schwarzer Punkt gezeichnete Ganglienzelle gelegen ist. An sie gibt die sensible Faser einen Reflexzweig ab und verläuft weiter im Rückenmark hinauf bis ins Gehirn. Einen weiteren Reflexzweig empfängt die sensible Faser bei ihrem Eintritt ins Rückenmark von den sympathischen Nervenbahnen der Eingeweide aus (IVb).

Angriffspunkte der Noxe können sein: die Abschnitte I (Endverzweigungen der sensiblen Muskelnerven), II (periphere Nerven), III (im Wirbelkanal gelegene hintere Wurzeln nebst zugehörigen Rückenmarkssegment) und IV (reflexerzeugende Zone der Haut und der Eingeweide).

I. Es liegt außerordentlich nahe und erscheint dem Laien beinahe selbstverständlich, den Angriffspunkt der Schädlichkeit, welche die myalgischen Schmerzen verursacht, dort zu suchen, wo der Schmerz gefühlt wird, also in den Endausbreitungen der sensiblen Muskelnerven an den Muskelenden und Sehnen. Ein derartiger Sitz würde uns verständlich machen, warum die motorische Leistung der Muskeln bei der Myalgie ungestört ist, denn die Endauffaserungen der sensiblen Muskelnerven sind hier, wie wir sahen, räumlich getrennt von den in der Mitte der Muskelfasern endigenden motorischen Fasern. Sie sind auch räumlich getrennt von den schon höher sich abzweigenden Hautempfindungsfasern, die fast immer an der Schmerzhaftigkeit unbeteiligt sind. Bei den sogenannten Turnschmerzen, welche den myalgischen durchaus gleichen, dürfte auch kaum ein Zweifel darüber bestehen, daß sie wirklich hier entstehen. Nehmen wir hinzu, daß nicht selten der myalgische Schmerz durch eine plötzliche stärkere Muskelleistung der in Frage kommenden Muskeln ausgelöst wird (Hexenschuß), und daß regelmäßig die Bewegungen der Muskeln ihn verstärken, so sprechen in der Tat eine stattliche Anzahl von Gründen für diese Annahme. Aber bei genauer Betrachtung sind sie doch keineswegs zwingend.

Was z. B. die Beschränkung der Affektion auf die sensiblen Fasern betrifft, so haben wir bereits gesehen, daß bei den Neuralgien der gemischten Nerven (z. B. bei der Ischias) die motorischen Fasern ebenfalls sehr ge-

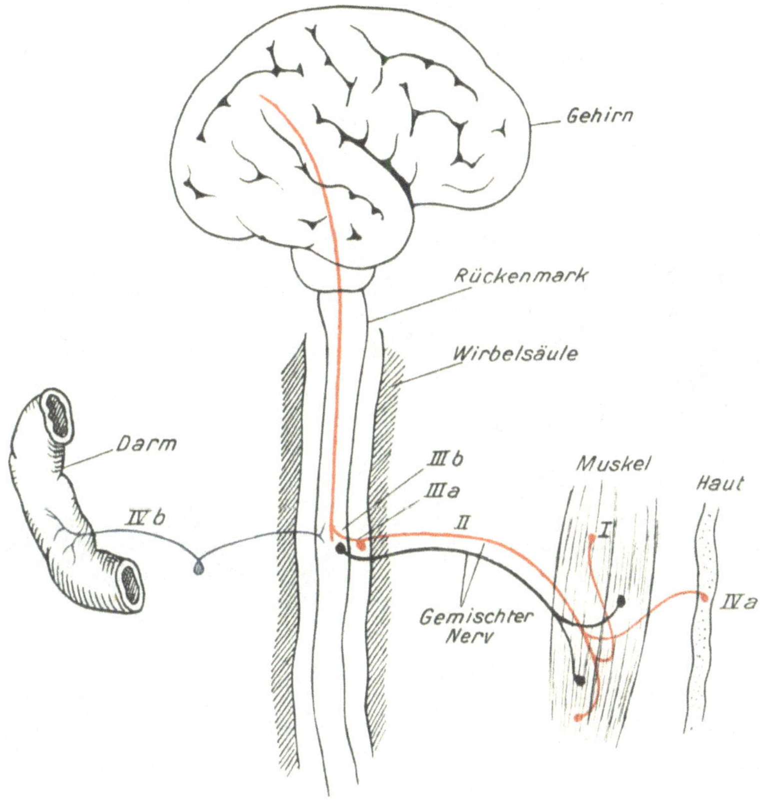

Fig. 13.

Schema des Verlaufes der schmerzleitenden (sensiblen) Fasern von der Peripherie des Körpers bis zum Gehirn und ihrer Verbindung mit den viszeralen Schmerzfasern.

I = Beginn der sensiblen Fasern im Muskel.
II = Gemischter peripherer Nerv.
IIIa = hintere Wurzel.
IIIb = Rückenmark.
IVa = Beginn der sensiblen Fasern in der Haut.
IVb = viszerale Gefühlsbahn.

A. Marcus & E. Weber's Verlag in Bonn.

wöhnlich intakt bleiben, obwohl es kaum einem Zweifel unterliegen kann, daß hier die Schädlichkeit nicht an den äußersten Ausläufern des Nerven, sondern höher am Stamme oder an den Wurzeln angreift. Um das zu erklären, hat man daran gedacht, daß die Noxe vielleicht von außen an den gemischten Nerven herantritt und daß sie dabei zunächst auf die mehr peripher gelegenen sensiblen Fasern stößt. Aber die Durchschneidungsversuche von Sherrington haben keinen Anhalt dafür ergeben, daß wirklich die sensiblen Muskelfasern vorwiegend an der Peripherie der gemischten Nerven gelegen sind. Es bleibt uns deshalb nur übrig, die Eigentümlichkeit gewisser Noxen, in den gemischten Nerven ausschließlich die sensiblen Fasern anzugreifen, mit ihrem elektiven Verhalten zu umschreiben, und sie in Parallele zu stellen mit dem umgekehrten Verhalten des Diphtherie- und Tetanusgiftes.

Auch das zweite Argument, das Freibleiben der Hautempfindungsfasern, ist nicht stichhaltig, denn auch das kommt bei Neuralgien vor. Man kann sogar behaupten, daß bei allen Affektionen der sensiblen Nerven, die nicht ganz speziell in der Haut selbst oder in den äußersten (Haut-)Ästen angreifen, der Schmerz ganz vorwiegend ein Tiefenschmerz und nicht ein Hautschmerz ist. Diese Erfahrung war auch für einen so sorgfältigen Forscher wie Head, der Grund, die feinere Sensibilität der Haut als „epikritische" Sensibilität von der Tiefenempfindlichkeit, der „protopatischen" Sensibilität, generell abzutrennen, eine Unterscheidung, auf deren Berechtigung und Bedeutung ich hier nicht näher eingehen kann. Des weiteren gibt es aber noch andere Momente, welche gegen den Angriffspunkt der Noxe an den sensiblen Endorganen der Muskeln sprechen, und das sind: die Mitbeteiligung größerer Nervenstämme bei der Myalgie (Ischias bei Lumbago), das „Herumziehen" der myalgischen Schmerzen von einem Muskelgebiet nach einem eventuell weit entfernten anderen, ihr multiples, häufig doppelseitiges Auftreten an verschiedenen Stellen des Körpers, die vorwiegende Beteiligung der Stammuskulatur, und endlich die sogleich zu besprechenden Veränderungen in dem Liquor cerebrospinalis, derjenigen Flüssigkeit, welche das Rückenmark im Wirbelkanal umspült.

Wir sehen, Gründe und Gegengründe halten sich fast die Wage. Ich habe gerade deshalb diesen Punkt I etwas ausführlicher besprochen, um zu zeigen, daß es voreilig wäre, sich auf den nächstliegenden Angriffsort allzu bereitwillig festzulegen. Ich glaube, daß man das Richtige trifft, wenn man die Möglichkeit dieses Zusammenhanges zugibt und für gewisse Fälle sogar für wahrscheinlich erklärt — nämlich für diejenigen, wo der myalgische Schmerz unmittelbar im Anschluß an eine stärkere Betätigung der betreffenden Muskeln auftritt und sich in ihnen fixiert, ohne die Neigung herumzuziehen oder auf Nervenstämme überzugehen —, daß man aber nicht generell diesen Angriffsort auf alle Erscheinungsweisen der Myalgie ausdehnt. Hier kämen also besonders in Frage die Fälle von reinem Hexenschuß nach sogenanntem „Verheben", von Schultermyalgie nach ungewohnten Schleuderbewegungen des Armes, von Oberschenkelmyalgie bei Leuten, die besonders viel zu marschieren haben usw.

II. Der Angriffspunkt der Noxe am peripheren Nerven wird allgemein für die Neuralgien mit Druckempfindlichkeit im Verlaufe des Nervens als selbstverständlich angenommen, obwohl Beweise dafür vollständig fehlen. Selbst die Übergänge in eine Neuritis (Mitbeteiligung der motorischen Fasern) können nicht als beweisend dafür angesehen werden, es sei denn, daß man entzündliche Veränderungen am Nervenstamm selbst nachweisen kann.

Zwar ist von Chirurgen, welche den nervus ischiadicus bei Ischias operativ freigelegt und gedehnt haben, wiederholt behauptet worden, daß sie leichte entzündliche Veränderungen der Nervenscheiden dabei beobachtet hätten (Bardenheuer, Pers), aber diese Befunde bedürfen sehr der Bestätigung durch mikroskopische Untersuchungen. Seitens der pathologischen Anatomen fehlen bisher alle Unterlagen dafür, und es wäre doch wunderbar, daß sie nicht auch auf dem Sektionstisch gefunden werden könnten, wo doch genug Patienten mit noch nicht geheilter Ischias sterben. Kliem hat einen einschlägigen Fall sorgfältig untersucht, aber keine Veränderungen an Stamm und Wurzeln gefunden. Bleiben wir einmal bei der Ischias, so hat die sorgfältige Analyse der Fälle, wie sie von meinen Schülern Kliem und Golombeck durchgeführt worden ist, immer häufiger eine Mitbeteiligung benachbarter Nerven und Muskelgebiete, speziell des Sakral- und Lumbalgeflechtes, ergeben, wodurch im hohen Grade wahrscheinlich geworden ist, daß der Angriffspunkt der Schädlichkeit bei der Ischias in der Regel nicht am Nervenstamm, sondern an den Ursprüngen des Nerven, dem Wurzelgebiet (IIIa in der Zeichnung) gelegen ist. Ich habe diese Form in Anlehnung an Lortat-Jakob und Saboreanu als Wurzelischias bezeichnet. Neuere Untersuchungen (Stursberg u. a.) bestätigen meine Befunde.

Also die Lokalisation des Schmerzes im Verlauf des Nerven ist kein zuverlässiger Grund für die Annahme, daß gerade hier auch die Schädlichkeit angreift. Manchmal fehlen übrigens, gerade bei der Ischias, die spezifischen Valleixschen Nervendruckpunkte, und es findet sich nur eine diffuse Schmerzhaftigkeit der gesamten Ischiadikusmuskulatur, so daß man viel eher von einer Myalgie als von einer Neuralgie sprechen kann. Gerade dieses Moment ist es aber, welches wieder für den Angriffspunkt am Nervenstamm spricht. Denn es wäre doch gezwungen, wenn eine von einem bestimmten Nervenstamm versorgte Gruppe erkrankt ist, den Angriffspunkt anderswo zu suchen, als eben in diesem Nervenstamm. Der tiefere Sitz in den Endausbreitungen kommt nicht in Frage und der höhere Sitz auch nicht, wenn die Wurzelsymptome fehlen. Nehmen wir hinzu, daß die Alkoholneuritis und die Bleineuritis Beispiele für die Erkrankung peripherer Nervenstämme liefern, von denen die erstere sogar mit heftigen Tiefenschmerzen einsetzt, so besteht kein Grund, an dem Sitz der neuralgischen Noxe im peripheren Nerven bei den soeben umschriebenen Fällen zu zweifeln.

III. Die dritte Möglichkeit, Angriffspunkt der Noxe am Wurzelgebiet der Nerven, speziell an den hinteren Wurzeln (IIIa) oder ihrer Einstrahlungszone ins Rückenmark (IIIb), ist schon durch die soeben erwähnte Wurzelischias in den Bereich der Wahrscheinlichkeit gerückt.

In meiner ersten Abhandlung über die Myalgie habe ich eine Anzahl von Gründen zusammengetragen, welche dafür sprechen, daß die hinteren Wurzeln in der Mehrzahl der Fälle von Myalgie als der eigentliche Sitz der Noxe anzusprechen sind, vor allem die Doppelseitigkeit vieler Fälle, das Herumziehen der Schmerzen, die vorwiegende Beteiligung der Stammmuskulatur, das Freibleiben der motorischen Funktionen und der Hautsensibilität, die Ähnlichkeit der myalgischen Schmerzen mit den Schmerzen bei der Rückenmarksschwindsucht und mit den Tiefendruckschmerzen bei den verschiedenen Formen von Gehirnhautentzündung und Gehirnhautreizung, Gründe, die auch heute noch durchaus zutreffend sind. Ein weiteres

Moment, das ich schon damals berührte, ist das nicht seltene Vorkommen von Veränderungen der Lumbalflüssigkeit bei der Ischias und selbst bei der Lendenmyalgie, nämlich von gesteigertem Flüssigkeitsdruck und vermehrtem Eiweißgehalt. Queckenstedt, welcher diese Befunde bestätigt, führt sie auf eine Durchtränkung der Hirnhautscheiden mit entzündlicher Flüssigkeit zurück (Ödeme in den Duralscheiden der hinteren Wurzeln), und ich bin geneigt, seine Erklärung zu akzeptieren. Jedenfalls zeigen diese Befunde, daß greifbare, wenn auch unbedeutende Veränderungen in der Nähe des Rückenmarks bei der Ischias vorkommen können. Wir kennen sogar eine unter dem Bilde der Neuralgie verlaufende Krankheit, welche mit nachweisbaren anatomischen Veränderungen im Intervertebralganglion einhergeht, nämlich die Gürtelrose, die auch ganz gewöhnlich mit myalgischen oder richtiger allgemeinen Tiefenschmerzen verläuft, wie Mackenzie und ich selbst beobachtet haben. Jedenfalls halte ich auch heute noch die Gegend der hinteren Wurzeln und der zugehörigen Rückenmarkssegmente bei vielen Fällen von Myalgie und Neuralgie, insbesondere bei den Fällen von allgemeiner Myalgie der Stammuskeln mit Herumziehen und häufigen Rückfällen, bei den Fällen von Wurzelischias und analogen Neuralgien, für den eigentlichen Sitz der Erkrankung, wenn ich auch zugebe, daß nicht alle Fälle so erklärt werden müssen.

IV. Es bleibt noch die vierte Möglichkeit, die Entstehung der myalgischen Schmerzen auf dem Reflexwege von der Haut (IVa) und von den Eingeweiden (IVb) aus. Für den ersteren Weg ist vor allem Goldscheider eingetreten, der annimmt, daß gewisse Fälle von Myalgie lediglich durch starke Kälteeinwirkung auf die Körperperipherie entstehen können („refrigeratorische Myalgie"). Danach erzeugt der Kälteschmerz im Rückenmark, also in der Gegend IIIb, eine Zone erhöhter Erregbarkeit, ein „irradiiertes hyperalgetisches Feld", von dem aus die Muskelschmerzhaftigkeit unterhalten wird. Ich habe gegen diese Vorstellung im Prinzip nichts einzuwenden, habe mich nur dagegen erklärt, daß dieses zentrale Reizzentrum lediglich durch Kältewirkung von der Haut aus entsteht. Darüber im nächsten Abschnitt. Von den Eingeweiden aus (IVb) kommen auf dem Wege des sympathischen Nervensystems sicher krankhafte Reize ins Rückenmark, welche durch Erregung der dort verlaufenden sensiblen Bahnen in diesen einen dumpfen Tiefenschmerz erzeugen können, der von der primären Myalgie nicht zu trennen ist. James Mackenzie hat ihnen eine eigene Abhandlung gewidmet, welche dem Studium der Ärzte nicht genug empfohlen werden kann. Nach Mackenzie erzeugen Krankheiten der Eingeweide überhaupt nur auf dem Wege dieses Reflexes Schmerzen, die in den sogenannten Headschen Zonen verlaufen und von uns fälschlicherweise als in dem Organ selbst entstehend angesprochen werden. Meine eigenen Erfahrungen haben mir die Wahrheit dieser Lehre so oft vor Augen geführt, daß ich ihr in fast allen Punkten beitrete. Ja, ich möchte sie noch erweitert wissen, insofern diese von den Eingeweiden aus induzierten Schmerzen nach meiner Auffassung unter Umständen später einen selbständigen Charakter annehmen können und dann als primäre Neuralgien und Myalgien erscheinen. Deshalb soll man sich bei allen Myalgien im Bereiche der Brust- und Bauchmuskulatur, im Rücken und selbst in den Armen, stets die Frage vorlegen, ob sie nicht von den Eingeweiden aus induziert, also nur symptomatischer Natur sein können, ehe man sie als selbständige, primäre Affektionen ansieht.

Zusammenfassend können wir also sagen, daß die Schädlichkeit, welche die myalgischen und neuralgischen Schmerzen erzeugt, wahrscheinlich an allen Abschnitten der peripheren sensiblen Bahnen angreifen kann, daß sie aber mit besonderer Häufigkeit an den Wurzelgebieten ansetzt. Wir haben dabei speziell die reinen, spontan entstehenden, idiopathischen Fäile im Auge. Bei den reflektorisch erzeugten und symptomatischen Fällen kommen daneben noch andere Auslösungsorte in Betracht.

4. Die Ursachen der Myalgie und Neuralgie.

Wie bei den meisten inneren Krankheiten dürfen wir auch bei den uns beschäftigenden Leiden kein einfaches kausales Verhältnis zwischen einer umschriebenen Ursache und ihrer Wirkung erwarten. Vielmehr besteht von vorne herein die größte Wahrscheinlichkeit dafür, daß es sich um ein Zusammenwirken verschiedener Faktoren handelt, von denen wir im günstigsten Falle einzelne, gelegentlich in den Vordergrund tretende ermitteln können, während die anderen unserer Erkenntnis noch vorläufig verborgen bleiben. Gemäß der üblichen Einteilung wollen wir von den in Frage kommenden ursächlichen Momenten zunächst die von der Außenwelt an den Körper herantretenden (exogenen), sodann die im Körper selbst wirksamen (endogenen) zu ermitteln suchen, und schließlich uns mit denjenigen Faktoren beschäftigen, die als auslösende Momente gewissermaßen das schon gefüllte Faß zum Überlaufen bringen und deshalb als entscheidend imponieren können, obwohl sie ohne die Mitwirkung anderer überhaupt nicht in Betracht kommen würden.

1. Exogene Faktoren. Wenn wir uns in der Krankheitslehre nach Analogien der Myalgie und Neuralgie umsehen, deren Ursachen uns bekannt sind, so stoßen wir fast immer auf Giftstoffe. So bei den schon mehrfach erwähnten isolierten motorischen Schädigungen der Nerven durch die Gifte der Diphtherie- und Tetanusbazillen, so bei den Blei-, Arsen- und Alkoholvergiftungen. Die Alkoholneuritis (hier kommt es wirklich zur Entzündung und zum Zerfall der Nervenfasern) geht in ihren Anfängen mit heftigen Muskelschmerzen einher, welche von der primären Myalgie kaum zu unterscheiden sind. Ich halte es nicht für ausgeschlossen, daß der Alkohol tatsächlich in der Ätiologie

(im Konzert der ursächlichen Momente) unserer Myalgie eine gewisse Rolle spielt. Eine größere muß aber wohl sicher den Bakteriengiften zugewiesen werden. Ich erinnere an den innigen Zusammenhang mancher Myalgien mit infektiösen Erkrankungen der oberen Luftwege und des Mundes, des Darmes, der Genitalorgane usw., die ich S. 41 besprochen habe. Besonders diejenigen Fälle, wo mit der Beseitigung derartiger Infekte auch die Myalgie für immer verschwand, verdienen unsere Aufmerksamkeit. Solche Fälle sind nicht gerade häufig und es mag auch zugegeben werden, daß man bei vielen Fällen von Myalgie vergeblich nach einer derartigen Infektionsquelle sucht. Sie kann, wie ich glaube, oft lange zurückliegen oder sie wird nicht beobachtet und deshalb vergessen. Sorgfältig geführte Krankengeschichten, wie die der Ärzte Sonntag und Gaugele, weisen aber doch immer wieder auf den Zusammenhang hin. Dazu kommt, daß bei gewissen Allgemeininfektionen, z. B. beim Fünftagefieber, bei der Weilschen Krankheit und anderen, heftige myalgische Schmerzen zu den hervorstechendsten Symptomen gehören. Ein gewisses Schwergefühl und Mattigkeit in allen Gliedern, das ich mit Goldscheider als eine Vorstufe der Myalgie betrachten möchte, begleitet oft auch die Grippe, die Mandelentzündungen, die Katarrhe, kurz die sogenannten „Erkältungskrankheiten". Wie diese sich zu gewissen Zeiten, besonders im Frühjahr und Herbst häufen, so kann man auch eine Häufung der Myalgien gelegentlich beobachten. Als ich selbst im Dezember 1916 an einer meiner üblichen Attacken von Lumbago litt, hatte ich gleichzeitig auf meiner Klinik und unter meinen Privatkranken 4 frische Fälle in Behandlung und verschiedene kamen später noch hinzu. Das Fieber als solches, ich meine die erhöhte Körpertemperatur, ist nicht das wirksame dabei, denn es gibt auch Fieber ohne Muskelempfindungen, sondern es sind die Toxine (Giftstoffe) der bei den Erkältungskrankheiten auf den Schleimhäuten wachsenden Bakterien, die in den Körper dringen, hier sich an die für sie außerordentlich empfängliche Substanz der sensiblen Nerven verankern und sie damit schmerzhaft erregen. Diese meine Annahme kann ich heute noch nicht beweisen, sie ist erst bewiesen, wenn wir die fraglichen Toxine so aus den Bakterienkulturen gewinnen können, daß wir mit ihnen experimentieren können, wie wir es mit dem Diphtherie- und Tetanustoxin tatsächlich können. Ich halte es nicht für ausgeschlossen, daß es sich um ein spezifisches Gift handelt. Es würde das voraussetzen, daß bei den verschiedenen „Erkältungskrankheiten“, bei denen Mikroorganismen der verschiedensten Art zu wuchern pflegen, ein spezifischer als Giftträger mitwirkt. Daß es der Influenzabazillus ist, ist sehr unwahrscheinlich, obwohl gerade bei Grippeepidemien Neuralgien häufig sind. Hier sind leider unsere Kenntnisse noch so weit zurück, daß wir die weitere Entwicklung der Forschung abwarten müssen. Die Nervensubstanz ist nun einmal, das dürfen wir als feststehende Tatsache ansehen, ein besonders feines Reagens für Bakteriengifte, und sie reagiert darauf meist in ganz bestimmter Weise, d. h. es werden nur ganz bestimmte Kategorien der Fasern von dem einzelnen Gift angegriffen. Unsere Hypothese ist deshalb keineswegs aus der Luft gegriffen.

Ich muß hier noch mit einigen Worten auf den ursächlichen Zusammenhang zwischen Rheuma und Erkältung eingehen, der bekanntlich für jeden Laien, aber auch für die meisten Ärzte ein Dogma ist. Dabei will ich die Frage nach der Rolle der „Erkältung“ beim Zustandekommen der sogenannten Erkältungskrankheiten unerörtert lassen, denn diese Frage, eine der schwierigsten in der ganzen Medizin, ist auch heute noch völlig ungelöst. Die Kälteempfindung, welche viele Leute vor dem Ausbruch der Erkältungskrankheiten, sagen wir einmal eines heftigen Schnupfens, haben, und die sie für den Ausdruck eines Kälteschadens halten, ist nach meiner Überzeugung vielmehr der Ausdruck einer bereits erfolgten, aber noch latenten Infektion der Nase, ein leichtes Frösteln infolge der bereits gestörten Körpertemperatur, das man z. B. in dem Augenblicke fühlt, wo man aus dem Warmen ins Kalte tritt. Es ist häufig begleitet von Rheuma, d. h. von dem Ziehen (Schwere, Schmerzen) in allen Gliedern, dem Ausdruck der erfolgten Toxinbildung seitens der infizierenden Bakterien. Beide allgemeinen Reaktionserscheinungen können dem Ausbruch des Schnupfens vorausgehen, denn der Schnupfen ist nur die lokale Reaktion der Schleimhaut auf die Infektion, sie können aber auch erst später folgen, ja es kann sogar die lokale Reaktion (der Schnupfen) ganz zurücktreten gegenüber der Myalgie und dem Frösteln. Haben wir doch gar nicht selten Fieberbewegungen ohne ersichtlichen Ausgangspunkt. Man denke, um sich das Wesen der Myalgie und Neuralgie zu verdeutlichen, an die heftigen Kiefer- und Gesichtsschmerzen bei geringfügigen Erkrankungen der Zähne. Wie lange muß der Zahnarzt manchmal suchen, bis er den Ausgangspunkt gefunden hat! Und wie oft kommt es vor, daß die Zahnschmerzen nur gefühlt werden bei Kälte oder Zug und deshalb vom Laien hartnäckig für rheumatisch erklärt werden!

2. Endogene Faktoren. Auch im Körper selbst können chemische Produkte gebildet werden, welche gewissen Geweben gegenüber als Gifte wirken, so z. B. bei der Schwangerschaft, bei Nierenkrankheiten, bei der Gicht. Könnten sie nicht auch die Nerven im Sinne der Myalgie und Neuralgie beteiligen? Was die Schwangerschaft betrifft, so ist bekannt, daß während derselben manche Frauen an ziehenden, reißenden Schmerzen in den Gliedern leiden, die in der Tat als Graviditätstoxikose (Giftwirkungen vom Mutterkuchen aus) gedeutet werden müssen und praktisch von den uns beschäftigenden Zuständen nicht zu trennen sind. Wir kennen sogar schwere Krampfzustände bei Gebärenden (Eklampsie), bei denen derartige Giftstoffe wirksam sind.

Viel enger und namentlich von den Laienärzten breitgetreten sind die Beziehungen der Gicht zur Myalgie und Neuralgie. Hier zeigt sich wieder einmal deutlich die Wahrheit des Satzes, daß, je unklarer ein Begriff in der Medizin ist, er um so mehr in den Köpfen spukt, denn was man unter „Gicht" zu verstehen hat, ist heute noch selbst für einen auf der Höhe der Wissenschaft stehenden Arzt nur schwer zu definieren. Wir dürfen uns deshalb auch nicht wundern, daß der Laie Rheumatismus und Gicht sehr gewöhnlich miteinander verwechselt. Myalgische Schmerzen werden oft kurzerhand als gichtische Schmerzen bezeichnet, obwohl beide nichts miteinander zu tun haben. Das wäre schließlich nicht schlimm, wenn es nur bei den Laien so wäre. Aber es gibt eine große Anzahl unwissenschaftlicher Ärzte, welche dasselbe tun. Da lese ich beispielsweise in dem Büchlein des Massagearztes Dr. Kockerbeck auf S. 20: „Chronischen Muskelrheumatismus gibt es nicht, die Erkrankung der Muskulatur ist eine gichtische, indem sich zahlreiche kleine Depots aus kristallinischer Harnsäure in den Muskeln, in den Muskelsepten und in den Faszien bilden." Das ist barer

Unsinn. Diese Harnsäuredepots hat noch niemals ein Mensch gesehen. Die Diagnose der Gicht verlangt entweder den Nachweis typischer Gichtanfälle resp. von Harnsäuredepots, sogenannten Tophi, in Knorpeln, Sehnen, Schleimbeuteln usw., oder zum mindesten der für Gicht charakteristischen Störung des Harnsäurestoffwechsels, d. h. vermehrter Harnsäuremengen im Blut und verlangsamter Ausscheidung von verfütterter Harnsäure mit dem Urin. Dieser Nachweis ist bei Myalgikern und Neuralgikern, abgesehen von vereinzelten Fällen, bisher nicht erbracht. Die Gichtanfälle und die Depots würden ja den Ärzten nicht entgangen sein und hätten längst allgemeine Anerkennung erfahren müssen. Aber auch die latente Form der gichtischen Stoffwechselstörung besteht bei Muskelrheumatismus nicht, wie v. Hoeßlin und Kato auf meiner Klinik nachgewiesen haben. Spätere Untersuchungen darüber von A. Meyer haben zum mindesten ein zweifelhaftes Ergebnis gehabt.

Viel hat zu der Verwirrung der Begriffe das von den Franzosen übernommene Schlagwort der arthritischen Diathese beigetragen. Man versteht darunter eine erbliche konstitutionelle Anlage zur Erkrankung an akuter und chronischer Gelenkentzündung, die man weiterhin auf alle sogenannten „rheumatischen" Affektionen, darunter auch die Myalgien und Neuralgien, ausgedehnt hat.

Es würde mich zu weit von meinem Thema abführen, wenn ich mich im einzelnen hier mit diesem schwierigen Kapitel befassen wollte. Wichtig und richtig ist nach meiner Ansicht für unsere Betrachtung nur der eine Punkt, daß nämlich die Anlage zur Myalgie erblich übertragen werden kann, daß also ein gewisses konstitutionelles Moment bei der Ätiologie mitspricht. Aus meiner eigensten Erfahrung heraus kann ich berichten, daß ich selbst die Neigung zur Erkrankung an Myalgie von meinem Vater übernommen und auf zwei meiner Söhne vererbt habe. Dieses Beispiel läßt sich bei genauer Aufnahme der Anamnese leicht vermehren. Ich betone ausdrücklich, daß nur die Anlage vererbt wird; damit sie zur wirklichen Erkrankung wird, müssen weitere exogene Faktoren in Wirksamkeit treten.

3. Auslösende Momente. Zu den Faktoren, welche allein niemals imstande sind, den myalgischen Schmerz hervorzurufen, wohl aber bei Vorhandensein eines oder mehrerer

der bisher besprochenen die unmittelbare Veranlassung dazu geben, also einen latenten Zustand erhöhter Erregbarkeit der sensiblen Nerven in einen manifesten überführen können, rechne ich die folgenden: Bewegung, Druck, Ermüdung, allgemeine nervöse Erschöpfung und Kälteeinwirkung.

Daß die Bewegung den myalgischen Schmerz steigert, ist allgemein bekannt und läßt sich auch durch die damit verbundene Reizung der sensiblen Muskelnerven erklären. Schwieriger zu durchschauen sind die Verhältnisse, wenn die Bewegung erstmalig die Myalgie auslöst, wie das ganz besonders beim Hexenschuß vorkommt. Der Laie und leider auch der Arzt sprechen dann von „Verheben“, „Verzerren“, „Verknacken“ der Muskeln, und übersehen leider oft, daß die auslösende Bewegung durchaus nicht immer eine besonders heftige war, von der man eine mechanische Schädigung der Muskeln oder Sehnenenden wirklich erwarten konnte. Nachdem ich an mir selbst und an meinen Patienten dieses Verhalten so oft habe genauer verfolgen können, kann darüber für mich kein Zweifel mehr bestehen, daß — von ganz seltenen Ausnahmen abgesehen — dieselben Leute dieselbe Bewegung, welche den Hexenschuß auslöste, zu anderen Zeiten ohne die geringste Beschwerde ausgeführt haben — mit anderen Worten, daß die Vorbedingungen für das Auftreten der Myalgie bereits gegeben waren und die Bewegung lediglich die Gelegenheitsursache für das erste Auftreten des Schmerzes war. Goldscheider bestreitet das, er stellt den Überanstrengungsschmerz (Turnschmerz) auf eine Stufe mit den übrigen Formen der Myalgie, indem er annimmt, daß hier ein Versagen der Anpassung vorliegt, das sich besonders bei Ungeübten findet. Dagegen ist zu sagen, daß nach alltäglicher Erfahrung der Turnschmerz, wenn er auch in seinem Charakter dem myalgischen wie ein Ei dem anderen gleicht, doch niemals wie dieser in ein chronisches oder rezidivierendes Stadium übergeht, sondern durch kurz dauernde Schonung regelmäßig ausgeglichen wird und durch Übung verhindert werden kann. Ein trainierter Sportsmann, der gegen Turnschmerzen sozusagen immun ist, kann trotzdem Myalgie bekommen. Man wende dagegen nicht ein, daß der durch Bewegung ausgelöste myalgische Schmerz selten seinen Ort wechselt, sondern an Stelle seines erstmaligen Auftretens festzusitzen pflegt, denn das kommt auch bei anderen Fällen vor, und überdies leugne ich ja nicht, daß die Bewegung mitgewirkt, gewissermaßen als letzter Tropfen das Faß zum Überlaufen gebracht hat. Ebensogut hätte aber eine andere Bewegung an anderer Stelle die Schmerzen erstmalig auslösen können.

Genau so steht es mit dem Druck. Ich führte schon mich selbst als Beispiel dafür an (S. 38), daß aus einer Lumbago unter dem Einfluß eines länger dauernden gezwungenen Sitzens eine Ischias hervorgehen kann. Jeder Druck, z. B. Reiten, Sitzen auf harter Unterlage usw. steigert die Myalgie; daher die Vorliebe der Myalgiker für Polster und weiche Betten. Wahrscheinlich gehört hierher auch das Zusammenvorkommen von Myalgien und Neuralgien mit kleinen Fettgeschwülsten des Unterhautzellgewebes (vgl. S. 40). Quincke macht mit Recht darauf aufmerksam, daß der Myalgiker, auch wenn er weich liegt, die Neigung hat, seine Lage gelegentlich zu ändern, er kann nicht lange still sitzen oder liegen. Ich vermute, daß hierfür auch der Druckschmerz verantwortlich ist. Selbst der gesunde Muskel ist ja gegen Druck empfindlich.

Daß die Ermüdung den myalgischen Schmerz steigert, habe ich ebenfalls schon oben betont (S. 4). Das normale Ermüdungsgefühl der Muskeln ist nicht zu unterscheiden von der Schwere und dem Ziehen in den Gliedern, welches wir bereits als Vorläuferstadium oder als abgeschwächte Form der Myalgie kennen gelernt haben. Wenn es sich zu einer latenten myalgischen Überempfindlichkeit (Hyperästhesie) der Muskelnerven addiert, kann es wohl gelegentlich auch die Myalgie erstmalig auslösen. Dasselbe gilt für die allgemeine nervöse Erschöpfung, die Neurasthenie, welche sich auffallend häufig mit der Myalgie vereinigt findet. Auch hier bestehen dauernde oder periodische Empfindungen von Schwere, Mattigkeit und Schwäche in den Gliedern, welche dem Auftreten myalgischer Schmerzen Vorschub leisten.

Praktisch wichtiger als alle diese Momente ist die Wirkung der Kälte oder allgemeiner gesagt der verschiedenen Kältegefühl erzeugenden Momente (Nässe, kalter Wind, feuchte Witterung, plötzliche Abkühlung usw.) beim Auftreten myalgischer und neuralgischer Schmerzen. Es ist eine ganz gemeine Tatsache, daß alle die genannten Momente die Schmerzen der in Frage stehenden Kranken steigern, während Wärme in jeder Form sie mildert (S. 4). Warum das so ist, können wir noch nicht ganz restlos erklären. Man kann daran denken, daß die Kälte, die ja bei starker Einwirkung auch gesunde Muskeln „klamm“ macht, d. h. in einen eigenartigen Zustand von Schwerbeweglichkeit versetzt, der an Starrheit erinnert (Sticker) und durch eigentümliche Veränderung seiner elektrischen Erregbarkeit gekennzeichnet ist (Grund), die myalgisch geschädigten sensiblen Muskelnerven direkt reizt oder daß sie durch Änderung der Durchblutung indirekt auf sie wirkt. Man kann aber auch mit Goldscheider eine reflektorische Wirkung von der Haut aus durch das Rückenmark (vgl. S. 53) annehmen. Immer setzt aber nach meiner Auffassung diese Wirkung bereits eine latente Schädigung der Muskelnerven, sei es durch Toxine oder andere maßgebende Faktoren voraus. Eine primäre, allein durch Kältewirkung auf die befallenen Körperteile entstandene „refrigeratorische“ Form der Myalgie, für die Goldscheider eintritt, lehne ich ab. Ich habe über diese Frage mich mit Goldscheider wissenschaftlich auseinanderzusetzen versucht, aber leider kein volles Einverständnis erzielt. Dabei habe ich besonders hervorgehoben, daß bei gesunden Menschen nach tausendfältiger Erfahrung durch lokale und allgemeine Kälteeinwirkungen (von der Erfrierung abgesehen) eben keine krankhaften Dauerzustände erzeugt werden, daß es wunderbar erscheinen muß, daß unter den Myalgikern eine so große Anzahl von gegen Wind und Wetter abgehärteten Menschen sich befindet, daß die von Goldscheider ins Feld geführten Experimente, welche auf eine Nachwirkung und Ausbreitung des durch örtliche Kältewirkung erzeugten Schmerzes hinauslaufen, doch niemals den latenten Dauerzustand der chronischen Myalgie erklären können, und auf manches andere mehr. Aber ich will die ganze Frage hier nicht aufrollen. Ich begnüge mich damit, hervorzuheben, daß selbst Goldscheider seine „refrigeratorische“ Erklärung keineswegs auf alle Fälle von Myalgie ausdehnen will, daß er vielmehr mit mir die „Überempfindlichkeit der in latentem Reizzustand befindlichen Muskelnerven gegen Kälte“ für besonders häufig erklärt und hinzufügt, daß die anscheinend primären Myalgien sich bei näherem Nachforschen nicht selten als Rückfälle einer früheren Erkrankung oder als Äußerungen einer von solchen zurückgebliebenen Anfälligkeit erweisen.

Ich möchte aber das Kapitel nicht schließen, ohne noch auf einige hier interessierenden Tatsachen aufmerksam zu machen. Bei der Rückenmarksschwindsucht (Tabes) haben wir oft im Bereiche gewisser Hautnervengebiete eine ausgesprochene Überempfindlichkeit gegen Kälte, derart, daß der Kranke bei einer Berührung mit einem kühlen Gegenstand zusammenzuckt, während er sonst keine Empfindung von Schmerzen hat. Wir wissen, daß dieser Störung eine organische Veränderung der feinsten Verzweigungen der sensiblen Fasern im Rückenmark zugrunde liegt. Wenn also bei einer organischen Veränderung der Nerven eine derartige isolierte Überempfindlichkeit gegen Kälte vorkommen kann, warum nicht auch bei den lediglich funktionellen Veränderungen, die der Myalgie zugrunde liegen? Beim Zahnschmerz haben wir folgendes: eine latente Reizung der feinsten Nervenwurzeln am Zahn kann durch einen kühlen Windzug plötzlich zu heftigem Schmerz werden. Warum sollte nicht eine latente myalgische Nervenreizung in derselben Weise plötzlich als Schmerz in die Erscheinung treten können?

Die Erfahrungen der Truppenärzte aus dem Weltkriege lauten übereinstimmend dahin, daß die rheumatischen Erkrankungen, darunter die Myalgie, trotz der beispiellosen Durchnässungen und „Kälteschädlichkeiten" bei unsern Soldaten auffallend spärlich sich gezeigt haben. Meine eigene Statistik hat weiterhin gelehrt, daß die übergroße Mehrzahl aller myalgischen Soldaten schon vor dem Feldzug gelegentlich ähnliche Affektionen gehabt hat, daß es sich also nur um Rückfälle und nicht um neu erworbene Affektionen handelt.

Heroische Ärzte haben sich den größten Kälteschädlichkeiten ausgesetzt — man lese darüber bei Sticker nach —, ohne daß es ihnen gelungen wäre, sich auf diesem Wege krank zu machen. Wer nicht schon an latenter Myalgie leidet, kann das ohne Schaden tun, und sogar der Myalgiker kann es in den Zeiten der Intermittenz. Wenn die Leute, die ihr „Rheuma" immer auf Kälteschäden zurückführen, sich genauer beobachten wollten, so würden sie finden, daß sie mindestens ebensooft sich denselben Kälteschäden aussetzen ohne schmerzhafte Folgen, wie mit solchen.

IV. Behandlung (Therapie).

Ein Myalgiker, der sich bald bei diesem bald bei jenem Arzt Rat holt — und das tun die meisten — wird in der Regel von jedem eine andere Behandlung empfohlen bekommen, woraus mit Sicherheit geschlossen werden darf, daß wir noch nicht im Besitz eines einigermaßen zuverlässig wirkenden Heilverfahrens gegen das Übel sind. Damit soll nicht gesagt sein, daß sie alle wertlos sind: jedes einzelne kann im gegebenen Falle nützen oder auch nicht nützen, jedenfalls überragt keine Methode die andere so erheblich, daß es ärztliche Pflicht wäre, sie zunächst in Anwendung zu ziehen. Wir haben gesehen, daß der Myalgiker gewissermaßen instinktiv Kälte und Zug meidet, Wärme dagegen aufsucht, und daß er die erkrankten Teile nach Möglichkeit schont; kein Wunder also, daß seit alters her Ruhe und Wärmeapplikation, diese in den verschiedensten Formen, in der Behandlung der Myalgie an erster Stelle figurieren. Aber wie die Extreme in der Medizin sich so oft berühren, haben wir auch Verfechter einer gerade entgegengesetzten Therapie, Fanatiker der Abhärtung, welche als bestes Mittel gegen die Schmerzen Bewegungen und Kälte empfehlen. Man kann nicht sagen, daß ihre Bestrebungen unter allen Umständen verkehrt sind, vielmehr werden wir sehen, daß, was dem einen gut tut, dem anderen abträglich sein kann und umgekehrt. „Eines schickt sich nicht für alle," — dieses Wort gilt, wenn irgendwo, dann in der Therapie.

Fast ebenso alt, wie die Wärmebehandlung, ist der Gebrauch von Heilquellen und Bädern gegen den Muskelrheumatismus. Auch die neuerdings wieder gern als Allheilmittel angepriesene Massage stammt schon aus der alten Zeit, ebenso wie übrigens die zahlreichen ableitenden Verfahren. Seit dem Aufschwung der Therapie in den jüngsten 60 bis 70 Jahren ist fast keine Methode in Aufnahme gekommen, die nicht auch gelegentlich gegen die Myalgie Anwendung gefunden hätte. Eine Zeitlang ging das Elektrisieren über alles, dann die verschiedenen Wasserapplikationen von den Wechselduschen bis zu den „Güssen" des Pfarrer Kneipp, darauf der Fangoschlamm, das Radium, die Höhensonne, die Diathermie usw. usw. Und nun erst die zahllosen chemischen Mittel, innerlich und äußerlich, deren Namen und Formel nicht einmal der Arzt behalten kann. Endlich die verschiedenen Einspritzungen mit teils indifferenten und harmlosen, teils differenten und nicht ganz unbedenklichen Mitteln! Sie lehren, daß viele Wege nach Rom und noch mehr an Rom vorbei führen!

Es kann nicht meine Absicht sein, alle diese Behandlungsarten der Myalgie hier eingehend zu schildern und über ihre Erfolge und Mißerfolge zu diskutieren. Ich will vielmehr versuchen, sie vom medizinisch-wissenschaftlichen Standpunkt aus in gewisse Gruppen zu sondern, die, wenn man will, nach ihrer Wertigkeit abgestuft sind. So müssen die vornehmsten und zunächst zu versuchenden Methoden immer diejenigen bleiben, welche sich gegen die eigentliche oder sagen wir lieber gegen die Hauptursache des Übels richten, vorausgesetzt, daß wir eine solche Hauptursache ausfindig machen können. Wir sprechen dann von ätiologischer Therapie. Ist diese nicht ausführbar, sei es, daß wir die Ursachen nicht kennen oder daß wir kein Mittel zu ihrer Bekämpfung haben, so kommt die Bekämpfung der Krankheitserscheinungen in Betracht, die symptomatische Therapie. An letzter Stelle — unter Umständen kann man sie auch an die erste rücken — steht die prophylaktische Therapie, welche es sich zur Aufgabe macht, der Entstehung oder besser der Wiederkehr eines myalgischen Anfalles nach Möglichkeit vorzubeugen.

1. Ätiologische Behandlungsmethoden.

a) Entfernung von Infektionsherden.

Bei der Besprechung der Ursachen der Myalgie (S. 54 ff.) haben wir gesehen, daß eine einzige, einheitliche Grundursache für das Leiden bisher nicht gefunden worden ist, daß aber manches dafür spricht, daß mehr oder minder versteckte Infektionen der Schleimhäute der

Nase mit ihren Nebenhöhlen, des Mundes, Rachens, der Luft- und Verdauungswege beim Zustandekommen der Myalgie eine wichtige, vermutlich entscheidende Rolle spielen. Ihnen nachzugehen, und sie, wenn möglich, zu beseitigen, muß deshalb unsere erste Aufgabe sein. An einigen Beispielen konnte ich oben zeigen, daß mit der Beseitigung eines derartigen latenten Infektionsherdes die Myalgie vollständig und dauernd schwinden kann. Leider finden wir einen derartigen Ausgangsherd nur in verhältnismäßig wenigen Fällen; in anderen glauben wir ihn gefunden zu haben, entfernen ihn und haben keinen Erfolg — es war eben nicht der richtige gewesen —, in wieder anderen sind wir über ihn nicht im Zweifel, aber wir haben kein Mittel, ihn zu beseitigen. Als ein Beispiel der letztgenannten Fälle habe ich oben bereits den Schnupfen angeführt, der als eine infektiöse Schleimhauterkrankung keineswegs so harmlos beurteilt werden darf, wie es gemeiniglich geschieht. Bei mir selbst ist er jedesmal der Ausgangspunkt der Schmerzrückfälle; daß er auch schlimmere Leiden, nämlich Gelenkrheumatismus im Gefolge haben kann, hat Max Senator gezeigt. Nun, behandeln können wir den Schnupfen wohl und wohl auch verhüten, daß er sich in den Nebenhöhlen der Nase festsetzt. Aber seine Wiederkehr zu verhindern, ist uns bisher noch nicht gelungen. Ein Witzbold hat einmal nicht unrichtig gesagt, daß die Summe alles dessen, was die Medizin seit 2000 Jahren auf dem Gebiete des Schnupfens geleistet hat, darin besteht, daß sie ihn mit dem schönen Namen Koryza belegt hat.

Beispiele für die erfolglose Entfernung eines unrichtigen Infektionsherdes liefern die Gaumenmandeln alltäglich (Weiß). Seitdem Päßler und andere auf die Gaumenmandeln als die Eintrittspforte zahlreicher Infektionen und Bakteriengiftwirkungen die Aufmerksamkeit gelenkt haben, ist es geradezu Mode geworden, die Mandeln bei allen möglichen Zuständen durch Ausquetschen auf die Anwesenheit von Eiterpfröpfen in ihren Buchten zu untersuchen, und sie bei positivem Ergebnis mit Stumpf und Stiel zu entfernen, herauszuschälen. Es soll nicht bestritten werden, daß damit nicht selten tatsächliche Erfolge, auch bei der Myalgie, erzielt werden — ich selbst habe oben ein Beispiel angeführt —;

andererseits haben aber auch gesunde Menschen oft genug Gaumenmandeln mit Pfröpfen, und sie können deshalb auch bei Myalgikern und anderen Kranken ein zufälliger Nebenbefund sein. Die Mandeln sind schließlich kein gleichgültiges Organ, und man soll ihre Entfernung nur dann befürworten, wenn durch den Verlauf des Leidens der Verdacht begründet ist, daß sich die myalgischen Attacken immer an neue Schübe der Mandelentzündung anschließen.

Die Gaumenmandeln sind zwar das augenfälligste, aber nicht das einzige Gebilde im Bereiche der oberen Luft- und Speisewege, welches den Ausgangspunkt des Übels bilden kann. Neben ihnen besteht noch die wenig zugängige Rachenmandel, die Nebenhöhlen der Nase, die Nasenschleimhaut selbst, die Rachenschleimhaut, die Mundschleimhaut, die Zähne und das Zahnfleisch, der Kehlkopf usw. Alle diese Organe genau zu untersuchen, daneben auch des Magens und Darmes, der ableitenden Harnwege und der Geschlechtsorgane nicht zu vergessen, muß, wie gesagt, die erste Aufgabe des Arztes sein. Jeder krankhafte Zustand soll nach Möglichkeit in Behandlung genommen werden, der Erfolg wird oft genug ausbleiben, aber er wird doch gelegentlich in die Augen springend sein und die aufgewandte Mühe belohnen.

b) Unschädlichmachung der hypothetischen Bakteriengiftstoffe.

Vorausgesetzt, daß unsere Vorstellung richtig ist, wonach die Myalgie und die ihr wesensverwandte Neuralgie auf der Bindung eines Bakteriengiftes (Toxines) an die sensiblen Nervenfasern beruht, liegt der Gedanke nahe, dieses Gift durch Einführung eines fertigen Gegengiftes oder durch Anregung der Körperzellen zur Erzeugung eines solchen unschädlich zu machen. Haben wir doch auf diesem Wege bei bestimmten Infektionskrankheiten, deren Erscheinungen vornehmlich auf Giftwirkungen der spezifischen Krankheitskeime beruhen, dank der Forschungen Pasteurs, Behrings u. a. Gelehrter bereits außerordentliche Erfolge zu verzeichnen. Wenn wir das von Pferden gewonnene Gegengift der Diphtheriebazillen dem an Diphtherie erkrankten Kinde in den Körper einführen, so nennen wir das passive Immunisierung, während die Impfung mit steigenden Mengen abgeschwächten Tollwutgiftes während der Zeit, welche zwischen dem gefährlichen Biß und dem Ausbruch der ersten

Krankheitserscheinungen verläuft, die Zellen des Körpers zur aktiven Immunisierung, d. h. zur Erzeugung einer genügenden Menge von Gegengift anregt. Eine passive Immunisierung gegen das Myalgie- resp. Neuralgiegift zu versuchen, ist so lange eine Utopie, als wir den fraglichen Giftstoff nicht kennen. Aber auch eine aktive Immunisierung kann nur dann Erfolg versprechen, wenn wir die das Gift produzierenden Mikroben isolieren und züchten können. Davon sind wir aber, wie S. 56 ausgeführt worden ist, noch weit entfernt. Daß die aus versteckten Eiterherden und von Katarrhen der Schleimhäute gewonnenen verschiedenartigen Krankheitskeime — vornehmlich Staphylokokken, Streptokokken, Pneumokokken, Influenzabazillen und andere gewöhnlich mit ihnen vereinte — wirklich die schuldigen sind, ist durchaus unwahrscheinlich, da sie bei anderen Prozessen des Körpers, die sie verursachen oder an denen sie beteiligt sind, derartige Schmerzfernwirkungen vermissen lassen. Es spricht manches dafür, daß sie nicht einmal die ursprünglichen Erreger der Katarrhe sind, sondern nur Gelegenheitswucherer, die sich überall dort ansiedeln, wo die Widerstandskraft der Zellen geschwächt ist. Vielleicht ist ein noch unbekanntes Kleinwesen, das möglicherweise noch kleiner und deshalb schwerer auffindbar ist als die gewöhnlichen krankheitserregenden Keime, die letzte Ursache der sogenannten Erkältungskatarrhe und der von ihnen ausgehenden Giftwirkungen auf die Nerven. Kruse hat diesem hypothetischen Wesen bereits den Namen Aphanozon Coryzae gegeben.

Soviel ist sicher: wie die Dinge heute liegen, ist auch für die aktive Immunisierung gegen das Neuralgiegift noch kein gangbarer Weg erkennbar. Trotzdem hat es nicht an Versuchen gefehlt, ihn tastend zu suchen. Nach dem Vorgang der amerikanischen Ärzte Sherman und Schafer, die unter dem Aushängeschilde des „Vaccine treatment of cold“ und des „Rheumatism phylacogen“ Impfungen von Bakterienstoffen gegen Erkältungskrankheiten und Rheumatismus empfohlen haben, hat bei uns in Deutschland Döllken 1914 ein aus einer Mischung von Körperstoffen des Bacillus prodigiosus und des Staphylococcus gewonnenes Präparat „Vaccineurin“ zur Bekämpfung von Neuralgien vorgeschlagen und dabei gleichzeitig über bemerkenswerte Erfolge berichtet. Das Präparat wird von den sächsischen

Serumwerken in Dresden hergestellt. Soviel mir bekannt, haben sich bisher nur zwei Autoren mit der systematischen Nachprüfung befaßt, Loewenstein und Wichura. Beide sind mit den Erfolgen zufrieden. Ich kann leider von mir nur das Gegenteil behaupten, und ich begegne mich darin mit Sonntag, der an sich ebenfalls schlechte Erfahrungen gemacht hat. Es bedarf keines Seherblickes, um der Methode nur eine kurze Lebensdauer vorauszusagen. Daß die beiden Mikrobenarten nicht die Erreger der Myalgien und Neuralgien sind, ist sicher, sie sind willkürlich ausgewählt und ihre Körperstoffe (Autolysate) noch dazu miteinander gemischt. Die Vorstellung, welche sich Döllken von ihrer Wirkung macht, entspricht auch nicht direkt dem Gedankengang einer aktiven Immunisierung; vielmehr glaubt Döllken, daß die Giftstoffe dieser Mikroben durch ihre größere Verwandtschaft zum Nervengewebe die Toxine der eigentlichen Krankheitserreger aus ihrer Verankerung an die Nervensubstanz allmählich verdrängen. Daß nach ihrer Anwendung der eine oder andere besser wird, mag zutreffen. Die Giftstoffe sind ja wahrscheinlich nicht ganz wirkungslos im Körper, und wir werden noch sehen, daß die Neuralgien oft ganz merkwürdig gut auf Erregung von Reizzuständen an anderen Körperstellen reagieren (sogenannte „ableitende“ Verfahren). Hier will ich nur die „Bienenstichbehandlung“ des Rheumatismus anführen, die früher vielfach von Imkern und ähnlichen Naturheilkundigen geübt wurde und nach Langer dadurch wirkt, daß die Gewöhnung an das Bienengift zugleich eine Immunität gegen den Rheumatismus erzeugt. Niemand wird behaupten wollen, daß deshalb der Rheumatismus durch Bienengift hervorgerufen sein muß! Übrigens ist diese veraltete Behandlung neuerdings in der Form von Ameisensäureeinspritzungen wieder aufgelebt.

c) Ausschwemmung der vermeintlichen Bakteriengifte.

Es ist etwas vermessen, wenn ich die im folgenden zu schildernden Methoden unter dem Gesichtspunkt der „Giftausschwemmung“ zusammenfasse, da sie wohl alle zunächst in ganz anderer Absicht eingeführt worden sind, und man sich ihre Wirkung auch heute noch anders zurechtlegen kann. Sie haben das Gemeinsame, daß sie indifferente Flüssigkeit in den Körper einführen, teils in die unmittelbare Umgebung der schmerzhaften Organe, teils auf dem gewöhnlichen Wege des Magen-Darmkanals in das Gefäßsystem, aus dem sie dann durch vermehrte Nierenarbeit oder künstliche Anregung der Hauttätigkeit wieder entfernt wird. Dieser letztere Modus der „Spülkuren“ wurde von der wissenschaftlichen Medizin bis vor nicht langer Zeit lediglich als eine Anregung des gesamten Stoffwechsels aufgefaßt, an der die Entfernung aus der Häuslichkeit, die angenehme Anregung des betreffenden Badeortes und die größere Bewegung in frischer Luft mitwirken sollte, während das naiver denkende Laienpublikum sich ihre Erfolge als durch Ausschwemmung von „Erkältungs“-, „Rheumatismus“- oder sonstigen Krankheitsresten bedingt vorstellte. Nachdem wir indessen bei der Behandlung schwerer Nierenleiden gelernt haben, daß schon eine verhältnismäßig sehr geringfügige Verdünnung des Blutes manchmal ganz auffallende therapeutische Wirkungen zeitigen kann, tun wir besser, die Laienansicht nicht mehr so über die Achsel anzusehen. Die direkte Einspritzung von indifferenter (sogenannter physiologischer, d. h. 0,9proz.) Kochsalzlösung in die unmittelbare Umgebung der schmerzhaften Nerven und Muskeln hat sich erst allmählich eingebürgert als eine Modifikation der direkten Einspritzung von schmerzstillenden oder schmerztötenden Substanzen in oder auf die ergriffenen Nerven, nachdem von Schleich gezeigt worden war, daß diese Wirkungen auch ohne das betreffende Mittel lediglich durch die — wie man sich vorstellte — quellende Wirkung der Lösungsflüssigkeit erzielt werden können. Ich selbst, der ich mich im Laufe der letzten Jahre immer mehr dieser Methode der Behandlung der Myalgie und Neuralgie zugewandt habe, bin von der Vorstellung der Quellungswirkung zurückgekommen und zu der Ansicht gelangt, daß die rasch erfolgende Aufsaugung der eingespritzten Flüssigkeit einen Flüssigkeitsstrom in der Nähe der erkrankten Nerven hervorruft, der geeignet ist, an Ort und Stelle ebenso zu wirken, wie die Spülkur auf den ganzen Körper, nämlich ausschwemmend oder verdünnend auf die an dem Nerven verankerten hypothetischen Giftstoffe. Ich gebe ohne weiteres zu, daß diese Vorstellung vorläufig durch keinerlei weitere Tatsachen gestützt werden kann. Man wird mir aber zugeben müssen, daß sie mindestens dieselbe Berechtigung hat, wie die Quellungshypothese und daß ihr keine prinzipiellen Bedenken im

Wege stehen. Soviel zur Erklärung der Überschrift dieses Abschnittes.

Die direkte Einspritzung physiologischer Kochsalzlösung in die Muskeln oder auf die schmerzhaften Nerven sollte man nur dort anwenden, wo diese Teile bequem und ohne Gefahr zugänglich sind, also namentlich bei Myalgie der Schulter- und Gliedermuskeln, der Bauch- und Brustmuskulatur, des Nackens usw. Bei dem so häufigen Hüftweh, der Lumbago, ist sie deshalb leider weniger gut brauchbar, weil hier die Schmerzen oft nicht scharf lokalisiert werden können, vielfach „in der Tiefe" oder in den Knochen selbst gelegen sind, so daß man nicht weiß, wo man einstechen soll. Denn das ist allerdings notwendig, daß man die Nadel seiner Spritze möglichst nahe an die schmerzhafte Stelle heranbringt, wenn man Erfolg sehen will. Es werden dann 5 bis 10 ccm (mehr habe ich meist nicht für nötig gefunden) körperwarmer, selbstverständlich frisch sterilisierter, physiologischer Kochsalzlösung eingespritzt und die Nadel wieder entfernt. Von den Neuralgien, die in derselben Weise zu behandeln sind, kommen praktisch besonders die Zwischenrippenneuralgien, die Ischias und die peripheren Trigeminusneuralgien in Betracht. Für die Ischias, die an der zugänglichsten Stelle des Nerven, zwischen Sitzbeinknochen und großem Rollhügel des Oberschenkels, in Angriff genommen wird, haben Lange und seine Nachfolger viel mehr Flüssigkeit, 70 bis 80 ccm, verwandt. Meiner Erfahrung nach genügt die Hälfte und weniger. Die Neuralgien bieten gegenüber den Myalgien den Vorteil, daß der Patient in dem Augenblick, wo die Nadelspitze den Nerven erreicht, heftigen Schmerz äußert, so daß man den Ort in der Regel richtig trifft. Wenn einzelne Autoren glauben, ihre Nadel bis in den Nerven hineingestochen zu haben, und dieses für besonders wünschenswert erklären, so erlaube ich mir ein Fragezeichen dahinter zu setzen. Die festgefügten und beweglichen Gebilde der Nervenstränge weichen der Nadelspitze ebenso aus wie die Arterien, in die man nur nach ihrer Freilegung hineingelangt.

Meist erzeugt die Einspritzung, auch bei der Myalgie, zunächst heftigen Schmerz, so daß empfindliche Leute in Ohnmacht fallen können. Dieser erste Schmerz vergeht aber ziemlich schnell, kehrt allerdings unter Umständen nach einigen Stunden noch einmal wieder. In der Zwischenzeit und nach dem Abklingen der zweiten Reaktion ist bei gutem Erfolge der Schmerz vollständig ausgelöscht, unter Umständen für immer. In anderen Fällen muß man noch eine zweite oder dritte Spritze folgen lassen. Mehr mache ich nicht. Kommt man damit nicht zum Ziel, so eignet sich das Verfahren nicht für den betreffenden Fall und man soll sich einem anderen zuwenden. Ich habe aus meinen recht großen Erfahrungen den Eindruck bekommen, daß die Wirkung der Einspritzung um so günstiger ist, je lebhafter die unmittelbare Schmerzreaktion ausfällt. Frische, akute Fälle reagieren besser als chronische.

Ist die Myalgie oder die Neuralgie nicht auf ein bestimmtes peripheres Gebiet beschränkt, handelt es sich also um doppelseitige Muskelschmerzen, wie gewöhnlich bei der Lumbago, oder um sogenannte Wurzelischias mit Beteiligung benachbarter Wurzelgebiete, so empfiehlt es sich, die Einspritzung nach dem Vorgang von Cathelin und Sicard epidural, d. h. in den Kanal des Steißbeins durch das foramen sacrale inferius zu machen. Auf die nicht immer ganz einfache Technik dieser Methode kann hier nicht eingegangen werden. Statt 10 werden 30 bis 50 ccm Flüssigkeit eingespritzt. Der Erfolg dieser Behandlung ist bei veralteter Lumbago und Ischias manchmal ausgezeichnet, unmittelbar und dauernd; in anderen, anscheinend ganz gleichen, bleibt er aus.

Unter solchen Umständen kann man, zumal wenn die Myalgie in noch weiterer Ausdehnung auch die höheren Teile des Rückens mitbeteiligt, oder durch den ganzen Körper hindurchzieht, noch einen Schritt weiter gehen und die Flüssigkeit intradural an einer höheren Stelle des Wirbelkanals durch die harte Umhüllungshaut hindurch in die unmittelbare Umgebung der aus dem Rückenmark austretenden Nervenwurzeln einführen. Das Verfahren ist dasselbe wie bei der gewöhnlichen Lumbalpunktion mit dem Unterschied, daß man nach Ablassen von etwa 10 bis 20 ccm der natürlichen Flüssigkeit ebensoviel angewärmte physiologische Kochsalzlösung unter geringem Druck langsam wieder einführt. Es genügt aber bei diesem Verfahren auch das einfache Ablassen der Lumbalflüssigkeit, da sie sich aus den Lymphgefäßen oder den umgebenden Geweben sehr schnell von selbst wieder ergänzt und damit der gleiche Effekt eines Flüssigkeitsstromes erzielt wird. Wie ich oben

(S. 53) schon ausgeführt habe, findet man nicht allzu selten bei Ischias einen erhöhten Druck der Lumbalflüssigkeit, und ich habe hin und wieder nach der einfachen Lumbalpunktion große Erleichterung bis zum Verschwinden der Schmerzen beobachtet.

Von A. Schlesinger sind Versuche mitgeteilt worden, die Austrittsstelle der 5. Lumbalwurzel durch Einstich neben dem Dornfortsatz des 5. Lendenwirbels aus zu erreichen. Ich habe versucht, sein Verfahren für die Zwecke der Kochsalzeinspritzungen bei Lumbago auszubauen, bin aber zu keinen befriedigenden Resultaten gelangt.

Die Spülkuren werden nach alter Gepflogenheit in der Regel mit Badekuren in den „Rheumatismusbädern" verbunden. Die dort getrunkenen Wässer sind entweder warme Kochsalzwässer wie in Wiesbaden, Baden-Baden, Oeynhausen, Homburg v. d. Höhe und ähnlichen Badeorten, oder sogenannte alkalisch-muriatische Säuerlinge (mit wechselndem Gehalt an Kohlensäure, Kochsalz und kohlensaurem Natron), wie in Ems, Wildungen, Salzbrunn, Neuenahr, Vichy usw., seltener schwefelhaltige Quellen (Aachen, Nenndorf u. a.). Im allgemeinen beschränkt man sich an Ort und Stelle auf 1 bis 3 Gläser am Tage, was ja immerhin schon ein nicht unerhebliches Plus an Flüssigkeitszufuhr bedeutet. Selbstverständlich kann man solche Kuren auch zu Hause machen, wobei dann wegen ihres angenehmeren Geschmackes vorwiegend die alkalisch-muriatischen Säuerlinge Verwendung finden. Um die Kur wirksamer zu machen, kann man Schwitzprozeduren einschalten, elektrische Lichtbäder oder Schwitzpackungen im Bett, bei robusten Naturen auch römisch-irische Bäder. Von dem Gesichtspunkte der einfachen Durchspülung aus betrachtet ist es natürlich unnötig, gerade Mineralwässer zu trinken: ebensogut sind dünne Tees, künstliche Tafelwässer und das einfache Brunnenwasser. An eine besondere Heilkraft der Mineralquellen gegen Myalgie und Neuralgie glaube ich nicht. Dasselbe gilt auch für die Molkenkuren und Traubenkuren, die an einzelnen Kurorten noch in Gebrauch sind.

2. Symptomatische Behandlungsmethoden.

Die symptomatische Behandlung der Myalgie und Neuralgie wendet sich naturgemäß in erster Linie gegen den

Schmerz, der ja das beherrschende, fast kann man sagen das einzige Symptom des Leidens ist. Denn von ihm hängen, wie wir sehen, die übrigen, speziell die erhöhte Spannung und die erschwerte Beweglichkeit der Muskeln, ab. Gelingt es den Schmerz zu beseitigen, so fühlt der Kranke in der Regel eine so vollständige Erleichterung, daß er von seinem Leiden befreit zu sein glaubt, bis der Schmerz von neuem wieder auftritt. Und darin besteht der Unterschied der symptomatischen Therapie gegenüber der ätiologischen, daß sie — zunächst wenigstens — nur einen vorübergehenden Erfolg erzielt, der allerdings bei wiederholter Anwendung auch zu einem dauernden werden kann, wenn inzwischen durch den natürlichen Ablauf des Prozesses der Zustand sich ausgeglichen hat, oder wenn die fraglichen Methoden gleichzeitig die Bedingungen der Schmerzentstehung im günstigen Sinne zu beeinflussen imstande waren. Das ist weniger bei den direkten schmerzstillenden Methoden, die wir zuerst besprechen wollen, als bei den später zu erörternden indirekten der Fall.

a) Direkte Linderung der Schmerzen.

Unsere sichersten schmerzstillenden Mittel, das Morphium und die übrigen Narkotika, versagen auch gegenüber den neuralgischen und myalgischen Schmerzen nicht, aber ihrer Anwendung stehen gerade hier erhebliche Bedenken entgegen, die in der Gefahr der Angewöhnung gelegen sind. Es ist nicht zu viel gesagt, daß die gewissenlose Verordnung von Morphium bei den in Rede stehenden Leiden einen erheblichen Prozentsatz der Opfer des Morphinismus liefert. Gewiß gibt es akute Anfälle mit so heftigen Schmerzen, nicht bloß bei der Gesichtsneuralgie und der Ischias, sondern auch beim Hexenschuß, daß es Grausamkeit wäre, dem Patienten das Morphium vorzuenthalten, aber der Arzt muß sich stets bewußt bleiben, daß er damit das Leiden selbst nicht bessert, sondern im Gegenteil bei wiederholter Anwendung die Widerstandskraft des Kranken gegen die Schmerzen herabsetzt. Er darf deshalb dem Kranken das Mittel zum selbständigen Gebrauch niemals überlassen, er muß vielmehr darauf ausgehen, es wieder auszusetzen, sobald irgend der Zustand es erlaubt. Es ist ein törichtes Beginnen, durch Abwechselung zwischen den verschiedenen zur Verfügung stehenden Medikamenten aus der Reihe der Narkotika, die ich hier nicht aufzuzuählen brauche, die Gewöhnung vermeiden zu wollen: nicht darauf kommt es an, daß der Patient über die Schmerzparoxysmen hinweggetäuscht wird, sondern daß er den Schmerzen zu trotzen lernt.

Weniger gefährlich und deshalb auch massenhaft im Gebrauch sind die Arzneimittel, welche in der Pharmakologie unter dem Namen der Antineuralgika zusammengefaßt werden. Unter ihnen steht die Salizylsäure mit ihren zahlreichen Abkömmlingen an erster Stelle. Ihren Ruf verdankt sie der unzweifelhaft günstigen Wirkung bei der akuten multiplen Gelenkentzündung, dem Gelenkrheumatismus, von wo aus sie, ganz entsprechend dem Schlagwort „rheumatisch", auf die verschiedenen schmerzhaften und herumziehenden Affektionen der Nerven und Muskeln übernommen worden ist. Teils dem Wunsche, die unangenehmen Nebenwirkungen der reinen Salizylsäure speziell auf den Magen auszuschalten, teils rein geschäftlichen Interessen verdanken die zahllosen Esterverbindungen und Ersatzpräparate — das Aspirin, Salipyrin, Pyramidon, Melubrin, Migränin und wie sie alle heißen — ihre Entstehung. Es ist wohl richtig, daß sie nicht alle gleich wirken, daß manchmal dem einen dieses, dem anderen jenes hilft, wie denn auch die chemischen Formeln weitgehende Differenzen aufweisen. Aber das Prinzip ihrer Wirkung ist doch im Grunde dasselbe und es muß, entgegen der früher herrschenden Meinung einer spezifischen Wirkung auf den rheumatischen Prozeß, als schmerzstillend aufgefaßt werden. Einsichtige Ärzte, ich nenne speziell Weintraud, bekennen sich heute immermehr zu dieser Meinung.

Auf die Einzelheiten der Medikation gehe ich nicht ein. Nur soviel mag noch gesagt werden, daß die in diese Klasse gehörigen Mittel in den üblichen Dosen ohne Bedenken längere Zeit, mit gelegentlichen Unterbrechungen sogar lange Zeit genommen werden können, vorausgesetzt, daß nicht unerwünschte Nebenwirkungen zum Aussetzen zwingen. Unter Umgehung des Magendarmkanals kann Salizylsäure nach der Vorschrift von Mendel in den Körper eingeführt werden, und zwar direkt in die Blutgefäße.

Von Epstein sind vor einigen Jahren die Hollunderblüten in der Form des Roob Sambuci gegen myalgische Schmerzen empfohlen worden. Ich habe keine Erfahrungen darüber, möchte aber glauben, daß wohl schon weitere Bestätigungen dieser Empfehlung vorliegen würden, wenn sie es wirklich verdiente. Ebensowenig kann ich dem regelmäßigen Gebrauch von Zitronen- oder Limonadensaft das Wort reden, der in den Mutterländern dieser Pflanzen als Volksmittel gegen Rheumatismus gilt. Auch bei uns tauchen Zitronenkuren von Zeit zu Zeit als etwas Neues auf, um ebenso so schnell wie sie gekommen wieder in der Vergessenheit zu verschwinden.

An Stelle der allgemeinen Wirkung schmerzstillender Mittel kann ihre lokale Anwendung treten. So hat man gewisse flüchtige Esterverbindungen der Salizylsäure (Salit, Mesotan) in Gestalt vorsichter Einreibungen auf die Haut über den schmerzhaften Stellen empfohlen, nachdem festgestellt worden war, daß sie in geringen Mengen die Haut durchdringen. Leider treten dabei leicht starke Hautreizungen auf.

Als örtlich betäubende Mittel sind das Kokain und seine Ersatzmittel (Eukain, Novokain, Stovain) dem Morphium wegen ihrer geringeren Schädlichkeit unbedingt vorzuziehen. Bei den Einspritzungen in die unmittelbare Umgebung neuralgisch affizierter Nerven sind sie von Lange und besonders von Schleich früher in Anwendung gezogen worden als die einfachen physiologischen Kochsalzlösungen, deren ausschwemmende Wirkungsweise sich in dem Falle, wo man sie als Lösungsmittel benutzt, hinzuaddiert. Schleich konnte zeigen, daß man derart die Dosis des Anästhetikums auf sehr geringe Verdünnung herabsetzen kann. In dieser Form haben die epineuralen Injektionen bei Neuralgien große Verbreitung gefunden und können unbedenklich statt der Einspritzung einfacher physiologischer Kochsalzlösung gebraucht werden. Sie haben den Vorzug geringerer Schmerzhaftigkeit und empfehlen sich deshalb namentlich bei empfindlichen Personen. Für die Myalgien kommt hinzu, daß das Kokain nach Erfahrungen, die E. Meyer und Weiler an der nach Tetanus zurückbleibenden Muskelstarre gemacht haben, die erhöhte Spannung des Muskels vorübergehend aufzuheben vermag.

Stovain und Novokain werden heute in großem Umfange auch zur Rückenmarksanästhesie bei Operationen an der unteren Körperhälfte verwandt, wobei die Lösung direkt in den Rückenmarkskanal eingeführt wird

(Lumbalanästhesie). Ich habe dieses Verfahren wiederholt bei ausgebreiteter Lumbalmyalgie und sogenannter Wurzelischias mit großem Nutzen geübt, doch darf man nicht auf einen sicheren Dauererfolg rechnen. Ihre Wirkung auf die verschiedenen Gefühlsempfindungen und die motorischen Nerven ist von F i n k e l n b u r g eingehend studiert worden. Die vorübergehende Lähmung der unteren Extremitäten, welche namentlich beim Stovain manchmal auftritt, kann man ohne Bedenken in Kauf nehmen. Unangenehmer sind die gelegentlich mehrere Tage zurückbleibenden Kopfschmerzen.

Sehr interessant, aber noch nicht genügend studiert, ist der schmerzstillende Einfluß des wirksamen Bestandteils der Nebennieren, des Adrenalins, auf die Muskel- und Nervenschmerzen, auf den G a i s b ö c k die Aufmerksamkeit gelenkt hat. Man spritzt es wie Kokain in sehr dünner Lösung in die nächste Umgebung der schmerzhaften Teile. Beobachtungen, welche G a i s b ö c k in einem interessanten Krankheitsfalle anstellen konnte, führten ihn zu der Auffassung, daß das Adrenalin durch Herabsetzung der Schmerzleitung in den sensiblen Nerven gleichzeitig entzündungshemmend auf die im Ursprungsgebiet dieser Nerven vor sich gehenden Prozesse wirken könne.

b) Indirekte Schmerzlinderung.

Zu den Verfahren, welche auf indirektem Wege eine Beseitigung resp. Linderung des neuralgischen und myalgischen Schmerzes herbeizuführen vermögen, zähle ich die richtige Verteilung von Ruhe und Bewegung der erkrankten Teile, sodann die Schmerzableitung durch Erzeugung von Reizzuständen an der Haut und anderen Körperstellen, ferner gewisse physikalische Faktoren, wie die Röntgenstrahlen, das Radium und die Höhensonne, endlich die verschiedenartige Applikation von Wärme, die Bäder und die Massage.

R u h e u n d B e w e g u n g. Schon im ersten Kapitel, bei der Besprechung derjenigen Momente, welche den neuralgischen Schmerz steigern resp. lindern, habe ich darauf hingewiesen, daß zwar im allgemeinen die Bewegung der betroffenen Muskeln ihn verstärkt, daß aber dauernde Ruhe meist auch nicht als angenehm empfunden wird, sondern den Wunsch nach gelegentlicher Unterbrechung auslöst, selbst wenn diese zunächst nur mit allergrößter Überwindung ausgeführt werden kann. Dieses „komische" Verhalten des Schmerzes, wie es Ortner nennt, beruht auf einem auch für den gesunden Muskel gültigen Bedürfnis nach einem gewissen Tätigkeitswechsel: allzulanges Ruhen macht die Glieder steif, manchmal sogar direkt etwas schmerzend, ähnlich wie nach ermüdenden Anstrengungen (Quincke). Diesem von der Natur vorgezeichneten Wege folgend, ist es nicht zweckmäßig, bei akuter Myalgie und Neuralgie die absolute Ruhe, die im Anfangsstadium kaum entbehrt werden kann, zu lange auszudehnen und womöglich durch Verwendung von Morphium über das natürliche Bedürfnis hinaus auszudehnen, ebensowenig wie ich es für richtig halten würde, den Schmerz unter allen Umständen durch forcierte Bewegung zu überwinden, gewissermaßen totlaufen zu wollen. Wir werden im nächsten Abschnitt näher darauf einzugehen haben, daß Schmerzgewöhnung zugleich Abhärtung gegen Schmerzen bedeutet, und daß es deshalb nicht Aufgabe des Arztes sein kann, seine Patienten dauernd schmerzfrei zu halten. Aber dieses Prinzip der Abhärtung kann nur zu gewissen Zeiten, speziell in den Stadien der Besserung resp. Latenz des Leidens, verfolgt werden; bei heftigen akuten Anfällen muß die Ruhigstellung im Vordergrunde stehen. Der erfahrene Arzt wird in diesem Dilemma von Schonung und Übung, welches nach Fr. A. Hoffmanns trefflicher Ausführung die ganze Therapie beherrscht, leicht das Richtige zu treffen wissen, während der Unerfahrene sich in seiner Unsicherheit von den Wünschen des Kranken leiten läßt.

Schmerzableitung. Der Gedanke durch Erzeugung plötzlicher heftiger Schmerzreize auf der Haut tiefer sitzende Schmerzen abzuleiten oder „herauszuziehen", ist so alt, wie die Medizin überhaupt, er mag vielleicht von dem bei Tieren beobachteten instinktiven Beißen des schmerzhaften Gliedes hergenommen sein. Ursprünglich erzeugte man Brandwunden über den schmerzhaften Teilen. Später wurde das Verfahren gemildert durch Anwendung hautreizender Salben und Pflaster, von denen das Spanisch-Fliegen-Pflaster (emplastrum cantharidum) und das Senfpflaster noch heute im Gebrauch sind. Zahlreiche andere Methoden, teils als Geheimmittel oder Wunderkuren ausgenützt, verfolgen dasselbe Prinzip: das Haarseil, der Baunscheidtismus, die Nadelstiche (Acupunktur), die bereits erwähnte Bienenstichkur und viele andere. Meiner Auffassung nach, fällt die Anwendung des faradischen Stromes, zumal in der Form des metallischen Pinsels oder der Bürste, unter die gleiche Rubrik, während zugegeben werden muß, daß beim Gebrauch großer, gut durchfeuchteter Elektroden die durch den Strom erzeugte krampfhafte Zusammenziehung der Muskulatur noch in besonderer, wenn auch kaum in spezifischer Weise auf den schmerzhaften Prozeß einwirken kann. Noch in höherem Grade gilt diese Einschränkung für die schmerzherabsetzende Wirkung der Kathode des galvanischen Stromes, die zu Zeiten des Höhepunktes der Elektrotherapie in der zweiten Hälfte des vorigen Jahrhunderts wahre Triumphe feierte, heute freilich nur noch in beschränktem Umfang geübt wird. Ich kann mich mit der speziellen Methodik dieser verschiedenen Verfahren hier nicht eingehend beschäftigen und will es auch unterlassen auf die theoretische Begründung ihrer Wirkungsweise ausführlicher einzugehen, da wir etwas Sicheres darüber nicht wissen. Zur Befriedigung unseres Kausalitätsbedürfnisses genügt die Vorstellung, daß ein Zufluß von Blut und Gewebsflüssigkeit (Lymphe) an einer bestimmten Stelle des Körpers für andere, namentlich in der Nachbarschaft gelegene Orte einen entsprechenden Abfluß bedeutet, und daß die Erzeugung eines derartigen Gewebsstromes das an dem erkrankten Nerven fixierte toxische Agens mobilisieren kann.

Von diesem Gesichtspunkte aus betrachtet, rücken auch die vielgerühmten Wirkungen des trocknen und blutigen Schröpfkopfes, der Aderlässe und der unbeabsichtigten komplizierenden Erkrankungen anderer Organe des Körpers (Eiterungen, Gesichtsrose usw.) unserm Verständnis näher.

S t r a h l e n w i r k u n g e n. Die Kenntnis der medizinischen Wirkungen der ultravioletten Strahlen des Lichtspektrums, wie sie in der „künstlichen Höhensonne“ zur Anwendung gelangen, und der Emanationstherapie mittels Röntgenbestrahlung (γ-Strahlen) oder Radiumbehandlung ist eine Errungenschaft der letzten 10 Jahre. Auch sie ist noch keineswegs so weit gediehen, daß wir schon heute alle Erscheinungen in befriedigender Weise zu erklären vermöchten. Wie es in der Geschichte der Medizin fast immer gewesen ist, so auch hier: ausgehend von einer greifbaren Nutzwirkung wird das neue Verfahren nun gegen alles versucht und empfohlen, um so vertrauensvoller, je weniger begreiflich jene Wirkungen sind, denn Mystik und Spekulation haben in der Heilkunde alle Zeit geherrscht und sind auch heute noch aus ihr nicht verbannt (Fr. Müller).

Die künstliche Höhensonne wirkt nicht nur auf die Haut, die sie zur Rötung und Pigmentbildung anregt, sondern auch bis zu einem gewissen Grade in die Tiefe. Im allgemeinen kann man ihre Wirkung als eine Reizwirkung ansehen, die eine entsprechende Gegenwirkung (Reaktion) der Gewebe auslöst. So mag sie auch an nahe der Oberfläche gelegenen neuralgisch affizierten Haut- und Muskelnerven gelegentlich Nutzen stiften. Bisher liegen nur wenige Versuche damit vor.

Auch die Röntgentherapie gegen Neuralgien ist erst in jüngster Zeit empfohlen worden, und zwar von Wilms, der damit bei Gesichtsschmerzen überraschende Erfolge erzielt haben will. Ich habe noch keine Gelegenheit gehabt, das Verfahren nachzuprüfen.

Etwas älter ist die Anwendung der Radiumemanation in der Form von Einatmungen, Trinkkuren natürlicher Radiumquellen oder künstlichen Radiumwassers, Auflegen radiumhaltiger Kompressen und von Vollbädern. Die letzten beiden Verfahren wirken, wie wir heute wissen, nur in äußerst beschränkter Weise auf dem Wege durch die Haut, eher indirekt durch Einatmung der dabei freiwerdenden Emanation, die man aber besser in entsprechenden Inhalationskammern erzielt. Die hauptsächlichsten radioaktiven Heilbäder (Brambach, Johannisthal, Gastein, Baden-Baden, Teplitz u. a.) haben sich dementsprechend auch die geeigneten Inhalationseinrichtungen geschaffen. Der Gedanke, die Radiumemanation gegen Neuralgien und Myalgien zu gebrauchen, ist erst auf dem Umwege über die Vorstellung, daß diese Zustände häufig ein Symptom versteckter Gicht seien, aufgetaucht und verfolgt worden. Wir haben schon oben (S. 57) betont, daß diese Vorstellung der wissenschaftlichen Begründung durchaus entbehrt und werden im nächsten Abschnitte sehen, daß auch die eine Zeitlang für geradezu spezifisch gehaltene Wirkung des Radiums auf die Gicht mehr als zweifelhaft ist. Unter diesen Umständen ist es gänzlich unberechtigt, die günstige Heilwirkung der Heilquellen in den sogenannten „Wildbädern“ auf ihre radioaktiven Substanzen zurückzuführen, in denen enthusiastische Therapeuten endlich den mystischen „Brunnengeist“ schon gefunden zu haben meinten. Ich für meine Person glaube auch hier, solange ich nicht eines Besseren belehrt werde, nur an den Nutzen des warmen Wassers.

Wärme. Die immer wieder bestätigte Erfahrung, daß Wärme die myalgischen und neuralgischen Schmerzen lindert, während Abkühlung und Zug sie steigert, veranlaßt die Patienten schon aus eigenem Antrieb, von den verschiedenen Anwendungsformen der Wärmeapplikation ausgiebigen Gebrauch zu machen. Vom ärztlichen Standpunkte aus haben wir deshalb oft eher Veranlassung vor einem Zuviel zu warnen, das hier in demselben Sinne schädlich werden kann, wie übertriebene Ruhe. Da werden die Zimmer überheizt, jede Fensterritze verschlossen, der Körper in die wärmsten Kleider gehüllt, das Bett angewärmt, heiße Packungen beständig neu aufgelegt usw. Daraus folgt naturgemäß übergroße Empfindlichkeit gegen alle Witterungseinflüsse. Oder es werden, wenn es sich um einen mehr chronischen Verlauf handelt, Tag für Tag heiße Vollbäder, oder elektrische Schwitzbäder, oder gar Dampfbäder mit nachfolgenden irisch-römischen Heißluftbädern genommen. Seltener sind die Freunde kalter Prozeduren, die auf die nachfolgende innere Wärmereaktion spekulieren.

Für den Arzt heißt es auch hier, die richtige Mitte zwischen Schonung und Übung zu finden, die nicht bei jedem Patienten dieselbe sein kann. Akute Fälle mit umschriebener Lokalisation eignen sich im allgemeinen gut für lokale Wärmeanwendung, und da hat man die Wahl zwischen den verschiedenen feuchten Prozeduren (heißen Breiumschlägen, feuchten Umschlägen mit aufgelegten Wärmespendern [Karlsbader Flasche, Thermophor, Elektrotherm usw.], Fangoschlammpackungen, den aus alter Zeit überlieferten Blut- und Tierbädern, und den zahlreichen Anwendungsformen trockener Hitze [heiße Luftduschen, Föhn], Heißluftkasten, Glühlichtbäder, heiße Sandsäcke, Diathermie usw.). Auf die Vorzüge und Nachteile der einzelnen Prozeduren und ihren richtigen Gebrauch kann ich nicht eingehen. Jeder Arzt und sogar jeder Patient hat da seine eigenen Liebhabereien. Ich selbst ziehe im großen und ganzen die trockenen Prozeduren den feuchten vor, weil sie eine größere Nutzanwendung gestatten und durch Verdunstung des

Schweißes einen stärkeren Flüssigkeitsstrom durch die Haut erzeugen. Die zuletzt genannte Diathermie verdient insofern besonders erwähnt zu werden, als es sich hier um Erzeugung der Wärme in der Tiefe der Gewebe selbst handelt, während sonst immer die Wärme nur von außen auf die Haut appliziert wird und — da sie keineswegs immer tief eindringt — die erkrankte Stelle durchaus nicht jedesmal erreicht. Sie kann trotzdem ableitend, ähnlich wie ein Senfpflaster, wirken. Es spricht übrigens manches dafür, daß die sämtlichen hier genannten Methoden überhaupt nicht durch die Zufuhr von Wärme wirken, sondern dadurch, daß sie eine längere Zeit nachdauernde Erweiterung (Hyperämie) der Blutgefäße erzeugen und damit zugleich den Spannungszustand der Muskeln herabsetzen. In demselben Sinne wirkt nämlich auch eine gleichmäßige warme Umgebungstemperatur durch dicke Kleidung (speziell Wollstoffe), Katzenfelle, warme Zimmer und Vermeidung von Zug, wobei nur die Körperwärme erhalten, aber keine neue Wärme zugeführt wird. Kalter Luftzug, kaltes Wasser, überhaupt alles, was eine Gänsehaut macht und damit zugleich die Blutgefäße der tieferen Teile zur Zusammenziehung bringt, wird dagegen unangenehm und schmerzsteigernd empfunden.

Chronische Zustände mit Herumziehen der Schmerzen werden besser durch allgemeine Wärmeanwendung beeinflußt: Warme Vollbäder, bei der die Temperatur vom Indifferenzpunkt (34° C) aus allmählich gesteigert wird (bis auf 40°) sind am mildesten und ungefährlichsten. Aber auch Bettschwitzbäder, Moorbäder, elektrische Lichtkastenbäder, Dampfbäder und Heißluftbäder sind am Platze, wenn ihrer Anwendung seitens der Gesamtkonstitution des Patienten keine Bedenken entgegenstehen. Wichtig ist, daß auf eine längere Ruhe in warmer ruhiger Luft nach jedem Schwitzbade geachtet wird, und daß die dringend notwendigen Pausen eingeschaltet werden. Ich bin ein großer Freund heißer Sandbäder, die leider bei uns nur an wenigen Orten (Köstritz) systematisch angewandt werden. Warme Seebäder mit nachfolgendem Herumwühlen im heißen Badestrand können sie bei stillem Sommerwetter ersetzen.

H e i l b ä d e r. Die Warmbadekur, am besten in einem der bekannten Kurorte ausgeführt, unter Umständen auch als Sanatoriumskur, empfiehlt sich besonders bei langjährigen, rezidivierenden Formen der Myalgie und Neuralgie. Am beliebtesten sind die sogenannten Wildbäder, natürliche warme Quellen von indifferenter Temperatur mit nur wenigen gelösten Bestandteilen, speziell Wildbad in Württemberg, Baden-Baden, Gastein, Johannisbad in Böhmen, Teplitz und Wiesbaden. Auf die Frage, inwieweit an ihrer Wirkung die radioaktiven Substanzen beteiligt sind, brauche ich nicht noch einmal einzugehen. Wahrscheinlich wirken sie nur durch die gleichmäßige Erwärmung, die sorgfältig vorgeschriebene Nachruhe und die mit einer derartigen Kur überhaupt verbundene Ausspannung und Erholung. Wir wissen, daß alle derartigen Badeprozeduren, ganz besonders wenn leichte Hautreizungen hinzukommen, einen mächtigen Einfluß auf die Zirkulation ausüben: indem sie die Gefäße des Hautmuskelsystems erweitern, entziehen sie den inneren Organen Blut und wirken anregend auf die Herztätigkeit. Daneben kommt meines Erachtens als ein wichtiger Faktor die Herabsetzung der Spannung in den Muskeln in Betracht. Es ist ganz auffallend, aber noch nicht genügend wissenschaftlich studiert, wie in einem warmen Bade der Widerstand der Muskulatur gegen passive Bewegungen und gegen das Betasten und Befühlen nachläßt. Gerade dieses letztere Moment ist wahrscheinlich hier das hauptsächlich wirksame.

Die Soolbäder mit und ohne Kohlensäure wirken dadurch, daß sie einen stärkeren Hautreiz ausüben, noch nachdrücklicher auf die Zirkulation, sind aber auch entsprechend angreifender. Früher wurden mit Vorliebe gegen die in Frage stehenden Leiden auch Schwefelbäder empfohlen, bei denen neben der oft etwas höheren Temperatur möglicherweise die geringe Menge des eingeatmeten Schwefelwasserstoffes eine noch unbekannte Wirkung entfaltet. In veralteten Fällen mache ich auch heute noch gern von ihnen Gebrauch.

Massage. Das Kneten schmerzhafter Glieder ist ein altgeübtes Verfahren, das manche Wandlungen durchgemacht hat, bis es von den Schweden und den ärztlichen und nichtärztlichen Berufsmasseuren zu einer Kunst und zu einem Allheilmittel gegen alles, was unter die mystischen Begriffe des rheumatischen und gichtischen fällt, „erhoben" wurde. Diese Entwicklung hat gewiß ihr Gutes gehabt, aber sie hat auch, wie aus unserer Darstellung hervorgeht, Schaden gestiftet, nämlich den, daß die Masseure lediglich auf Grund ihrer Gefühlswahrnehmungen sich falsche Urteile über die Natur und die Ursachen, speziell der Myalgie, gebildet und sie proklamiert haben. Urteile, die von den Laien ohne weiteres geglaubt wurden, aber auch die Köpfe der Ärzte verwirrt und die Fortschritte der wissenschaftlichen Medizin gehemmt haben. So mußte dieses Buch, ganz gegen meine Absicht, zum Teil direkt eine Polemik gegen die Masseure werden. Ich betone „gegen meine Absicht“, denn es liegt mir vollständig fern, mit meinem Urteil über die spekulativen Theorien der Masseure zugleich ihre praktischen Erfolge in Zweifel ziehen zu wollen. Es kann selbst ein Arzt ein ausgezeichneter Therapeut und darum doch nur ein recht mäßiger Mediziner sein, ebenso wie es wissenschaftlich hochstehende Ärzte mit recht geringem therapeutischen Verständnis gibt, sogar unter den Professoren der praktischen Medizin. Laienpraktiker und Kurpfuscher haben sicher manchmal Erfolge — wir verdanken ihnen die Hydrotherapie, die Massage und noch manches andere — aber ihre Vorstellungen über das medizinische Geschehen sind gewöhnlich sehr naiv, und sie schaden oft ebensoviel als sie nützen dadurch, daß sie ihre Methode gegen alles anwenden, auch gegen Leiden, wo sie nicht am Platze sind.

Nach diesem Exkurse würde es eigentlich meine Aufgabe sein müssen, die Methodik der Massage, wie sie bei myalgischen und neuralgischen Zuständen praktisch geübt wird, zu schildern und ihre Wirkungen zu erklären. Aber da stoße ich sofort auf die große Schwierigkeit, daß die besseren Masseure sich nicht damit begnügen, die schmerzhaften Glieder durch Reiben, Bürsten, Kneten, Klopfen und Walken „kunstgerecht“ zu bearbeiten, sondern daß sie durch Abtasten und Drücken die besonders schmerzhaften „rheumatischen Knoten“ aufzusuchen und nun diese vermeintlichen Krankheitsgebilde zu erweichen und „wegzumassieren“ sich bestreben. Daß diese Knoten und Schwielen tatsächlich ganz etwas anderes, zum Teil normale Gebilde sind (vgl. S. 45) und daß man auch bei jedem Gesunden durch intensives Kneten und Drücken heftige Schmerzen auslösen kann, wissen sie nicht oder wollen sie nicht gelten lassen. Es hat deshalb auch eine Erörterung der mehr oder minder eigenartigen Technik der einzelnen Masseure keinen Zweck.

Was ich ohne weiteres anerkenne, ist, daß eine nicht zu brüske und geschickte Massage welcher Art immer, auch wenn sie zunächst die Schmerzen steigert, nach und nach einen günstigen Einfluß auf den myalgischen resp. neuralgischen Zustand auszuüben vermag, der freilich durchaus nicht mit Sicherheit eintreten muß und auch keineswegs immer einen Dauererfolg bedeutet. Denselben Effekt vermag die passive und aktive (Zandersche) Gymnastik zu erzielen, die ja meist zur Unterstützung herangezogen wird. In den Wildbädern und den russisch-irisch-römischen Bädern sind ja auch gewöhnlich Masseure gleichzeitig tätig, die den Körper zu bearbeiten pflegen. Daneben wird Zander-Gymnastik geübt. Das Wirksame dieser Methoden erblicke ich in der Beförderung der Zirkulation und der Herabsetzung des Hypertonus der Muskeln. Ich bin überzeugt, daß sie in sehr vielen Fällen, namentlich der chronisch-rezidivierenden Form, vortreffliche Erfolge zeitigen, halte aber ihre wahllose Anwendung bei akuten Prozessen nicht für richtig und erblicke in ihnen nicht das Allheilmittel, zu dem es die berufsmäßigen Masseure stempeln wollen.

3. Prophylaktische Behandlungsmethoden.

Die im folgenden zu besprechenden Maßnahmen sollen dazu dienen, die Neigung zu Rückfällen des Leidens, welche den chronischen Formen eigentümlich ist, durch geeignete Behandlung der davon Betroffenen zu brechen, die „Krankheitsbereitschaft“ zu beseitigen oder doch wenigstens herabzusetzen. Sie gelangen deshalb weniger während der akuten Anfälle der Schmerzen als in der Zwischenzeit zur Anwendung. Gemäß den Vorstellungen, welche wir uns über die Ursachen und den krankhaften Ablauf des Zustandes gebildet haben, können wir die hier maßgebenden Gesichtspunkte nach folgenden Richtungen orientieren: Vermeidung von Katarrhen und latenten Infektionskrankheiten; Beeinflussung des Stoffwechsels und der konstitutionellen Anlage; Abhärtung gegen die schmerzsteigernden Einflüsse von Kälte, Bewegung, Druck usw.; Schmerzgewöhnung.

a) Vermeidung von Katarrhen und latenten Infektionen.

Daß eine sorgfältige Pflege des Mundes und der Zähne, die sich nicht auf Mundwässer, Zahnbürsten und Zahnstocher beschränken darf, sondern die regelmäßige zahnärztliche Überwachung des Gebisses einschließen muß, sehr viel zur

Verhütung von Karies, Zahnwurzelentzündungen und Mundkatarrhen beiträgt, braucht kaum noch betont zu werden. Darüber hinaus sollten alle, die an Undurchgängigkeit der Nasenwege, Neigung zu Schnupfen, Mandelentzündungen und Rachenkatarrh leiden, sich rechtzeitig in die Behandlung eines zuverlässigen Spezialarztes begeben, die oft schon im Kindesalter beginnen muß, wo die vergrößerten Rachenmandeln so leicht zu Störungen Veranlassung geben. Aber auch Furunkelbildungen und Unreinheiten der Haut, Magen-Darmkatarrhe, Blasenleiden usw. sind als mögliche Eingangspforten für Bakteriengifte einer geeigneten ärztlichen Behandlung zu unterwerfen.

Ich weiß wohl, daß man in der ärztlichen Fürsorge auch zuviel tun kann und möchte mit dieser Meinung beileibe nicht der ärztlichen Vielgeschäftigkeit (der Polypragmasia therapeutica) das Wort reden. Alles kommt hier auf die Erfahrung und das Verständnis des Arztes an: diejenigen Spezialisten, welche befangen in einer besonderen Theorie alle möglichen Zustände und Leiden von einem und demselben Punkte aus angreifen wollen, z. B. nur durch Totalentfernung (Ausschälung) der Gaumenmandeln, durch Brennen und Ätzen in der Nase usw., sind gewiß nicht immer die richtigen Berater.

Viel mehr als diese allgemeinen Andeutungen kann ich hier nicht geben. Ganz besonders möchte ich betonen, daß ich das zu steckende Ziel nicht auch auf eine Vermeidung der sogenannten Erkältungskatarrhe, z. B. des Schnupfens und der Bronchitis, ausdehnen will. Denn, wie ich schon oben (S. 56) ausgeführt habe, herrscht über das, was wir unter „Erkältung“ zu verstehen pflegen, wissenschaftlich noch völlige Unklarheit. Wir wissen wohl, daß wir durch möglichst reichlichen Aufenthalt in reiner, wenn auch bewegter Luft, durch ausgiebigen Gebrauch unserer Muskeln und Übung unseres Hautorganes, durch Vermeidung des nahen Verkehrs mit schnäuzenden und hustenden Menschen, uns bis zu einem gewissen Grade gegen den Erwerb von „Erkältungskatarrhen“ schützen können, aber wir haben noch keinen klaren Einblick in den Modus des Zustandekommens dieser Katarrhe, und wir können auch als Kulturmenschen nur zum allerkleinsten Teil uns dauernd nach jenen Vorschriften halten. Dazu kommt, daß die Empfänglichkeit und Empfindlichkeit der einzelnen Individuen außerordentlich verschieden ist, weshalb das, was dem einen zuträglich ist, dem andern nicht bekommt. Um jemand gegen Erkältungskatarrhe „abzuhärten“, wie es gewöhnlich heißt, darf man nicht irgendein bestimmtes Schema aufstellen, sondern man muß tastend, bald so, bald so vorgehen, und man wird trotzdem keineswegs immer sein Ziel erreichen. Wer sich für dieses Kapitel interessiert, lese die von Verständnis getragenen Ausführungen G. Stickers in den Abschnitten T und U seines Buches, dessen Grundanschauungen über die verschiedenen Kälteschäden und Erkältungskrankheiten ich übrigens in keiner Weise teile.

b) Beeinflussung des Stoffwechsels und der konstitutionellen Anlage.

Bei Besprechung der Ursachen der Myalgie wurden auch die im Körper selbst gelegenen endogenen Faktoren gewürdigt. Summarisch werden sie von Laien und ungenügend geschulten Ärzten häufig mit dem Schlagwort „träger Stoffwechsel“, „vermehrte Harnsäure oder gichtische Veranlagung“, „rheumatische Konstitution“ abgetan. Die wissenschaftlichen Grundlagen, worauf sie sich stützen könnten, sind sehr dürftig. Der Laie denkt sich, daß ein fetter Mensch, der gern gut ißt und trinkt und sich wenig Bewegung macht, notwendig auch einen trägen Stoffumsatz haben muß, daß sich infolgedessen die Harnsäure in seinem Blute ansammelt und daß daraus unter anderem das Gliederreißen, das „Rheuma“ hervorgeht. Ganz so einfach liegen die Dinge doch nun nicht. Richtig ist, daß der Stoffumsatz fetter Leute oft an der unteren Grenze des Normalen steht, d. h., daß sie mit auffallend wenig Nahrungsstoffen auskommen können. Das ist aber nicht gleichbedeutend mit „trägen“, d. h. verlangsamtem Stoffwechsel, bei dem man voraussetzt, daß sich Stoffwechselschlacken im Körper anhäufen, weil sie nicht rechtzeitig ausgeschieden werden. Etwas Derartiges findet sich zwar bei der Gicht hinsichtlich der Harnsäure, aber die Gicht ist eine eigene Krankheit, die nicht ohne weiteres mit der Fettsucht in einen Topf geworfen werden darf, wenn sie auch gelegentlich mit ihr vereint angetroffen wird. Außerdem stammt die überschüssige Harnsäure der Gichtkranken durchaus nicht bloß von dem zu viel gegessenen Fleisch her. Das „Rheuma“ endlich, d. h. für unsere Betrachtung die Myalgie und Neuralgie, werden wohl bei Gichtikern etwas häufiger angetroffen als sonst (nach

E. Pfeiffer findet sich Hexenschuß in 27,4 Proz. der Fälle), aber es ist durch nichts erwiesen, daß diese Zustände ursächlich mit vermehrter Blutharnsäure zusammenhängen. Die konstitutionelle Anlage zur Erkrankung an Myalgie und Neuralgie wird manchmal ererbt, ohne daß wir bisher ein greifbares Merkmal dafür bei den Betroffenen aufzufinden vermögen.

Trotz dieser vielen Lücken unserer Kenntnisse dürfen wir die allgemeine ärztliche Erfahrung nicht über Bord werfen, die uns lehrt, daß reichliches Essen und noch mehr reichliches Trinken alkoholischer Getränke, sowie ungenügende Bewegung und Betätigung im Freien der Wiederkehr der Schmerzanfälle Vorschub leisten. Das sind dieselben Faktoren, welche auch zum Fettansatz führen. Ob nun der Fettansatz als solcher, indem er die Blutzirkulation in der Muskulatur erschwert und die Beweglichkeit beschränkt, als das Schädliche angesehen werden muß, oder ob die durch reichliche Nahrungsaufnahme stark in Anspruch genommenen weißen Blutkörperchen nicht schnell genug zur Abwehr eindringender Krankheitskeime bereit sind, ob die Schädigungen der peripheren Nerven durch zu reichlichen Alkohlgenuß die Verankerung der Bakterien-Toxine an ihre Substanz erleichtern, das sind Fragen, die heute noch nicht beantwortet werden können.

Jedenfalls müssen wir unseren chronischen Myalgikern raten, nicht mehr zu essen als notwendig ist, Alkohol soviel wie möglich zu meiden, sich reichlich zu bewegen und sich nicht unnötig warm zu kleiden. Der Krieg, welcher diesen Regeln in die Hand gearbeitet hat, hat vielen Myalgikern genützt. Spezielle Vorschriften, wie etwa vegetarische Diät, Trinken „harnsäuretilgender" oder radiumhaltiger Wässer, diese oder jene Art der Unterkleidung usw., halte ich für unnötig, da sie wissenschaftlich nicht ausreichend begründet werden können.

c) Abhärtung gegen die schmerzsteigernden Einflüsse von Bewegungen, Druck und Kälte.

Das Verkehrteste, was ein Myalgiker tun kann, ist, daß er in den Zeiten völliger oder relativer Schmerzfreiheit Ruhe, Wärme und weiche Kissen, die er beim akuten Schmerzanfall nicht entbehren kann, weiter beansprucht. Dadurch befördert er zwar nicht gerade die Rückfälle, obwohl eine dauernd gleichmäßige Blutzirkulation die Fortschaffung der Krankheitsstoffe hintanhält, aber er verweichlicht sich und treibt dem Endstadium der sogenannten Versteifung entgegen, die nichts anderes als eine übertriebene Schonung ist (s. S. 18). Er unterliegt mit anderen Worten den Schmerzen, indem er ihnen dauernd ausweicht, statt daß er ihnen trotzt und sich leistungsfähig erhält. Daran, daß man durch regelmäßige Bewegung, die nicht notwendig eine turnerische oder sportliche zu sein braucht, seine Glieder geschmeidig erhält, d. h. daß man die Muskulatur kräftigt und sich gegen die Ermüdungsgefühle und Anstrengungsschmerzen (Turnschmerzen) feit, kann ja kein Zweifel sein. In derselben Weise vermag man sich gegen die unangenehmen Empfindungen und schmerzauslösenden Wirkungen der Kälte und der Zugluft durch regelmäßige kalte Waschungen, Bäder, Aufenthalt im Freien bei bewegter Luft, durchlässige Kleidung abzuhärten. Viele Wege führen zum Ziele und jeder mag wählen, was ihm am zuträglichsten ist: ich verzichte darauf, detaillierte Vorschriften zu geben, denn auch hier schickt sich eines nicht für alle.

d) Schmerzgewöhnung.

Wiederholt wurde in unserer Abhandlung darauf hingewiesen, daß die Schmerzbekämpfung bei einem an sich so ungefährlichen Leiden wie der Myalgie, das zu Rückfällen neigt, niemals sich auf den Gebrauch von Betäubungsmitteln beschränken darf, sondern daß diese nur für die äußersten Notfälle reserviert bleiben dürfen, daß im übrigen der Patient lernen muß, sich mit den Schmerzen abzufinden und sie zu ertragen, wenn sie ihn nicht schließlich unterkriegen sollen. In einer sehr lesenswerten Abhandlung hat Goldscheider die Erscheinung der Schmerzausstrahlung und der damit verknüpften Betäubung des ursprünglichen Schmerzes näher studiert und sie mit der Ableitung der schmerzhaften Erregung auf Nebenleitungen erklärt. Wir haben dieser Erscheinung schon bei den sogenannten schmerzableitenden Verfahren (S. 77) gedacht, bei denen aber noch andere wirksame Momente im Spiele sind. Was uns hier speziell interessiert, ist die nicht genügend bekannte und benutzte Erfahrung, daß man spontane Schmerzen durch künstlich gesetzte Gegenreize hemmen kann, ja, daß man sich bis zu einem gewissen Grade durch Schmerzgewöhnung gegen krankhafte Schmerzen abhärten kann, in ähnlicher Weise, wie man durch regelmäßige Berührung der Schleimhäute der Nase und des Rachens den Kitzel-, Nies- und Würgereflex unterdrücken lernt.

Es kann also nur jedem Myalgiker empfohlen werden, daß er, so gut es irgend geht, die Schmerzen seines Leidens lieber erträgt als sie betäubt, ja, daß er auch im akuten Anfall sich nicht jedesmal als Kranker ins Bett legt, sondern seinen Geschäften, soweit es durchführbar ist, nachgeht. Wir waren vor diesem Kriege in körperlicher und seelischer Beziehung verweichlicht, wir haben wieder lernen müssen, Strapazen, Kälte, Körperschmerzen und seelische Qualen zu ertragen. Diese Errungenschaft soll uns nicht wieder verloren gehen. Wir wollen sie auch im Kleinen gegenüber den ungefährlichen Schmerzen der Myalgie behaupten.

Literatur.

Aschoff, Verhandl. d. Deutschen Gesellsch. f. Pathol. Berlin 1904.

Auerbach, Der Knötchen- oder Schwielenkopfschmerz und seine Behandlung. Samml. klin. Vortr. Neue Folge. Nr. 361. Leipzig 1903.

Bardenheuer, Deutsche Zeitschr. f. Chir., 67., S. 137.

v. **Bechter**, Deutsche Zeitschr. f. Nervenheilkde., 31, 1906, S. 164.

Bechthold, Münchn. med. Woch., 1906, Nr. 45.

Becker, Inaug.-Dissert. Würzburg 1917.

Bernhardt, Nothnagels Handb. d. Path. u. Ther. innerer Krankh. 1898.

Bing, Med. Klin., 1912, Nr. 1, S. 31. (Referat.)

van Breemen, Zeitschr. f. diät. u. phys. Therapie, 15, 1911, S. 532.

Curschmann, H., Med. Klin., 1915, Nr. 44; Münchn. med. Woch., 1917, Nr. 1.

Döllken, Berl. klin. Woch., 1914, Nr. 46 u. 47.

Eisler, Die Muskeln des Stammes. Jena 1912. G. Fischer.

Epstein, Prag. med. Woch., 1914, Nr. 8.

Finkelnburg, Münchn. med. Woch., 1906, Nr. 9.

Froriep, Rheumatische Schwielen. Weimar 1843.

Gaisböck, Med. Klin., 1913, Nr. 11, Deutsches Arch. f. klin. Med., 121, 1917, S. 339.

Gaugele, Münchn. med. Woch., 1917, Nr. 37.

Geipel, Deutsches Arch. f. klin. Med., 85, 1906, S. 75.

Goldscheider, Therap. Monatsh., 1909, Nr. 12, Zeitschr. f. phys. u. diät. Ther., 19, 1915, S. 289; Zeitschr. f. phys. u. diät. Ther. 20, 1916, Nr. 7; Deutsche med. Woch., 1917, Nr. 24, Zeitschr. f. phys. u. diät. Ther., 21, 1917.

Golombeck, noch nicht publiziert.

Grauhan, Über den anatomischen Befund bei einem Fall von Myositis rheumatica. Inaug.-Dissert. Jena 1912.

Grund, Deutsche Zeitschr. f. Nervenheilkde., 35, 1908, S. 169.

Head, Brain 1905 (Bd. 110) und 1906 (Bd. 116).

Hoene, Deutsche med. Woch., 1914, Nr. 37.

Hoffmann, Fr. A., Vorlesungen über allgemeine Therapie. 3. Auflage. Leipzig 1892. F. C. W. Vogel.

Kliem, Dissert. Halle 1909.

Klinkowstein, Med. Klin., 1911, Nr. 34.

Kockerbeck, Die Therapie des Rheumatismus und der Gicht. Leipzig 1915. J. A. Barth.
v. Hoeßlin und Kato, D. Arch. f. klin. Med. 1910, Nr. 99, S. 301.
Kruse, Münchn. med. Woch., 1914, Nr. 28.
Lange, Münchn. med. Woch., 1904, Nr. 52.
v. Leube, Deutsche med. Woch., 1894, Nr. 1.
Lewandowski, Deutsche med. Woch., 1907, Nr. 21.
Loewenstein, Ther. d. Gegenw., 1915, Nr. 9.
Lorenz, Die Muskelerkrankungen. Wien 1904. Hölder.
Lortat-Jakob und Saboreanu, Revue de méd. 195, S. 917.
Mackenzie, Krankheitszeichen und ihre Auslegung. Deutsch v. E. Müller. 3. Aufl. Würzburg 1917.
Mann, Münchn. med. Woch., 1915, Nr. 37.
Mayerhofer, Med. Klin., 1916, Nr. 3.
Meyer, A., Zeitschr. f. klin. Med., 81, 1915, S. 438.
Meyer und Weiler, Münchn. med. Woch., 1916, Nr. 43.
Miller, Münchn. med. Woch., 1909, Nr. 16.
Minor, Deutsche med. Woch., 1898, Nr. 23/24.
Müller, Deutsche Zeitschr. f. Nervenheilkde., 40; Zeitschr. f. klin. Med., 74, 1911, S. 34; Med. Klin., 1914, Nr. 43.
Müller, Fr., Mystik und Spekulation in der Heilkunde. Akademische Antrittsrede. München 1914. Lindauersche Universitätsdruckerei.
Müller, L. R., Mitteil. a. d. Grenzgeb. d. Med. u. Chir., 18, 1908, S. 600.
Ortner, Symptomatologie innerer Krankheiten. Berlin und Wien 1917. Urban & Schwarzenberg.
Päßler, Ther. d. Gegenw., 1915, Okt.
Peritz, Berl. klin. Woch., 1907, Nr. 30.
Pers, Deutsche med. Woch., 1906, Nr. 15.
Pfeiffer, Berl. klin. Woch., 1917, Nr. 50.
Plate, Deutsche med. Woch., 1911, Nr. 3.
Queckenstedt, Deutsche Zeitschr. f. Nervenheilkde., 57, 1917, S. 316.
Quincke, Deutsche med. Woch., 1917, Nr. 32/33.
Rosenow, Journ. infect. diseases, 14, 1914, S. 61.
Salzberger, Berl. klin. Woch., 1910, Nr. 49.
Semerau, Deutsches Arch. f. klin. Med., 120, 1916, S. 291.
Senator, Max, Deutsche med. Woch., 1913, Nr. 19.
Sherrington, Philosophical Transact. R. A. L., Vol. 190, B. 1898, S. 45; Journ. of Physiologie, 17, 1894, S. 211.
Schiff und Zack, Win. klin. Woch., 1912, Nr. 18.
Schleich, Schmerzlose Operationen, 1899.
Schlesinger, Zentralbl. f. Chir., 1915, Nr. 22.
Schmidt, Ad., Prag. med. Woch., 1908, Nr. 32 (Festschrift des Marienbader Ärztevereins anlässig der Hundertjahrfeier Marienbads); Med. Klin., 1910, Nr. 19; Deutsche med. Woch., 1914, Nr. 16; Deutsche med. Woch., 1914, Nr. 49, Med. Klin., 1914, Nr. 49; Münchn. med. Woch., 1916, Nr. 17; Zeitschr. f. phys. u. diät. Ther., 20, 1916.
Schultze, Fr., Deutsche Zeitschr. f. Nervenheilkde., 3, 1893, S. 231; Zentralbl. f. innere Med., 1907, Nr. 24.

Sick, Münchn. med. Woch., 1905, Nr. 28.
Slawick, Casop lek. cesk., 1911, Nr. 40.
Sonntag, Münchn. med. Woch. 1917, Nr. 20.
Sticker, Erkältungskrankh. und Kälteschäden. Berlin 1916. J. Springer.
Strümpell, Münchn. med. Woch., 1888, Nr. 13.
Stursberg, Münchn. med. Woch., 1910, Nr. 34.
Weintraud, Zeitschr. f. ärztl. Fortbild., 1915, Nr. 10.
Weiß, Zeitschr. f. klin. Med., 84, 1917, S. 159.
Wichura, Münchn. med. Woch., 1917, Nr. 3.
Wilms, Münchn. med. Woch., 1918, Nr. 1.

Zeitfracht Medien GmbH
Ferdinand-Jühlke-Straße 7
99095 Erfurt, Deutschland
produktsicherheit@kolibri360.de